ÉTUDE

SUR

L'ANGINE DE POITRINE

IMPRIMERIE DE MOQUET

11, RUE DES FOSSÉS SAINT-JACQUES, 11.

ÉTUDE

SUR

L'ANGINE DE POITRINE

MÉMOIRE

PRÉSENTÉ AU CONCOURS POUR LE PRIX CIVRIEUX, ET RÉCOMPENSÉ
PAR L'ACADÉMIE IMPÉRIALE DE PARIS.

BIBLIOTHÈQUE IMPÉRIALE IMPR.

PAR

le Docteur SAVALLE, (de Freneuse)

Ex-Chirurgien-adjoint de l'Asile de Saint-Yon (Seine Inférieure).
Ex-Médecin adjoint des Bureaux de Bienfaisance de Rouen

PARIS
ADRIEN DELAHAYE, LIBRAIRE-ÉDITEUR.
PLACE DE L'ÉCOLE DE MÉDECINE, 23.
1864

1863

ÉTUDE

SUR

L'ANGINE DE POITRINE.

Mémoire présenté au concours pour le prix Civrieux, et récompensé par l'Académie impériale de médecine de Paris (1).

Le mot *angine*, en latin *angina*, me paraît tirer sa racine primitive de deux mots grecs : αγχι, près de, et ονεῦω, je tourne le moulinet ; d'où serait venu le substantif féminin αγχονη, qui selon Jos. Planche, signifie : instrument de strangulation, corde, cordon pour étrangler, pour pendre ; au figuré, motif de se pendre, peine d'esprit, angoisse, tourment.

Cette étymologie me semble acceptable jusqu'à un certain point, parce qu'elle a le mérite de bien indiquer un des principaux symptômes de la maladie que nous allons étudier, à savoir le sentiment de strangulation, de suffocation, d'angoisse ; et je la préfère à cette autre opinion de Renauldin, qui ferait

(1) M Ch. Robin, secrétaire annuel de l'Académie, a écrit à l'occasion de ce Mémoire la note suivante :

« L'auteur du n° 11, après avoir décrit l'angine de poitrine, a examiné avec un soin digne d'éloges les affections morbides qui peuvent ressembler à cette maladie.

« Il discute avec sagacité les documents fournis à cet égard par l'anatomie pathologique.

« Ce sont là les parties de ce Mémoire qui devront le plus fixer l'attention des médecins.

« Après avoir ensuite passé en revue les diverses opinions émises sur la nature et la cause de l'angine, il la considère comme étant principalement une affection convulsive. »

dériver l'angine du mot κυναγχη (rad. κυων et αγχω, je tire la langue comme un chien) ; d'où l'on a fait cynancie, qui désignait autrefois l'inflammation des muscles internes du larynx; et peut-être par corruption, squinancie, esquinancie, quoique ces deux derniers mots me paraissent dériver plus naturellement de συναγχη, συν, avec, et αγχω, je suffoque. Je la préfère pour deux motifs : d'abord parceque je retrouverais difficilement dans le mot angine la trace du mot κυων; et ensuite, parce que la variété d'angine qui nous occupe, l'angine de poitrine n'implique nullement l'idée de tirer la langue.

Encore un mot avant d'entrer en matière. La dénomination d'angine de poitrine convient-elle bien au sujet que nous avons en vue? Elle a, je n'ai garde de l'oublier, le grave inconvénient de trop rapprocher sous le titre générique *angines* plusieurs maladies qui n'ont peut-être que des titres de parenté très-contestables. Les phlegmasies désignées sous les noms d'angines des amygdales, du pharynx, de l'œsophage, du larynx, etc., qu'elles soient simples ou complexes, bénignes ou malignes, ont leur physionomie particulière et caractéristique. Placer tout à côté d'elles, dans un même cadre nosologique, l'angine de poitrine, c'est, à mon avis, en faire aussi une inflammation, et par conséquent préjuger la question en litige. Je fais donc mes réserves sur la qualité relative du mot. Je le garde, non qu'il me paraisse irréprochable, mais parce qu'il ne m'appartient pas d'en créer un nouveau; et surtout parce qu'il montre en quelque sorte au doigt l'oppression angoissante, un des signes pathognomoniques de l'affection que nous nous proposons de décrire.

Nous devrions peut-être dès le début, examiner si l'angine de poitrine possède bien une individualité distincte, ou si elle n'est qu'une manifestation particulière de quelqu'autre affection. J'aime mieux renvoyer ce chapitre après la description de la maladie. Nous peserons, à cet endroit, les points de rapport et de dissemblance; et l'examen comparatif des symptômes nous rendra peut-être moins ardue la solution du problème.

EXPOSITION.

Parmi les maladies qui affligent notre pauvre humanité, les unes (et c'est assurément le plus grand nombre) se font précéder par des signes avant-coureurs qui annoncent leur prochaine venue. Un trouble, un mal aise quelconque vient entraver l'exercice libre et régulier de nos fonctions. Il semble que la nature ait voulu nous avertir de nous préparer à la lutte, et de réunir toutes nos forces contre l'ennemi qui va nous frapper.

D'autres, capricieusement prime-sautières, n'y mettent pas tant de façons. Elles partent, elles sont arrivées.

C'est dans cette catégorie qu'il nous faut placer l'angine de poitrine, du moins si nous l'envisageons dans sa manière de débuter, dans ses allures les plus habituelles, et dans son plus haut degré de simplicité.

Tout-à-l'heure vous jouissiez de toutes les apparences d'une santé florissante, et soudain vous voilà saisi, quelquefois comme terrassé par un mal inattendu, si menaçant dans son étrangeté qu'il vous semble que la mort est là.

Et la scène est rapide. Une sensation indéfinissable s'empare tout-à-coup de la poitrine. Est-ce engourdissement, suffocation, constriction, angoisse ; et, comme on l'a dit, pause de la vie? Tantôt c'est un de ces sentiments qui domine ; tantôt c'est un peu de tout cela, avec une intensité qui varie depuis la douleur obtuse jusqu'à la douleur la plus aiguë. Et le malade accuse toujours comme siége de son mal la région sternale, d'avant en arrière, et en travers de la poitrine ; parfois un peu plus haut, parfois un peu plus bas ; à droite ou à gauche, mais le plus souvent à gauche vers le cœur.

Au bout de quelques minutes, un peu plus ou un peu moins, la crise est terminée ; mais elle laisse en partant une impression tellement vive, qu'on se serait cru incapable de la supporter sans mourir, si elle eût duré plus longtemps. Le malade en conserve une terreur profonde, et comme le ressentiment d'un grave danger passé, qui doit revenir.

Entrons maintenant dans les détails du tableau que nous venons d'esquisser à grands traits. Je néglige à dessein les demi teintes, voulant conserver à l'angine les tons décidés et austères qui lui conviennent.

Le trait saillant, à coup sûr, c'est la sensation. Subite et imprévuel, la plupart du temps, elle apparaît terrible comme la foudre. Quoi que j'aie dit plus haut de la nature de la douleur, le patient la compare le plus ordinairement à une pression s'exerçant du sternum à la colonne vertébrale. Elle a pour caractère assez habituel de ne pas rester limitée à la poitrine, mais de s'irradier au col, à la mâchoire inférieure ; plus souvent aux épaules et aux bras vers les insertions des muscles pectoraux et deltoïdes ; parfois plus loin jusqu'au bout des doigts ; tantôt des deux côtés en même temps, tantôt et de préférence du côté gauche. Dans d'autres cas plus rares, elle suit une marche descendante vers l'épigastre. D'autres fois enfin, elle part de l'un de ces points extrêmes pour se concentrer sur la poitrine.

C'est ordinairement après un repas que survient la première attaque ; souvent en gravissant un terrain en pente, en marchant contre le vent, ou à la suite de quelque colère, chagrin, excès ou débauches. En tout état de choses, le corps prend telle attitude qu'impose la douleur, droit, immobile ou renversé. Et les mains étreignent la poitrine, comme pour réagir par la pression contre un mal inconnu et angoissant. La face, quelquefois rouge, plus souvent pâle ; ou bien rouge et pâle alternativement, présente un aspect saisissant d'anxiété ; et, pour peu que l'accès ait quelque durée, elle se couvre, ainsi que le corps et les extrémités, d'une sueur froide et visqueuse. Cependant, c'est à peine si l'on reconnaît, à l'origine de la maladie et dans sa naïveté primitive, quelque trouble du côté de la circulation et de la respiration. Les battements du cœur sont seulement un peu faibles et légèrement accélérés, sans intermittence ou palpitation. Le pouls est petit, serré et profond.

Quant à la respiration, un peu plus fréquente que d'habitude, elle s'accomplit régulièrement et sans obstacle. Le thorax percuté n'indique rien d'anormal. L'intelligence conserve toute sa netteté. On ne remarque non plus aucun trouble du côté de l'abdomen, à part le rayonnement plus ou moins étendu de la sensation thoracique, qui provoque dans certains cas la sortie involontaire des urines ou des matières fécales, qui dans d'autres cas, les retient douloureusement. Rarement les premières crises entraînent un dénoûment fatal.

Nous arrivons à la fin du paroxysme. Pendant que la douleur lointaine s'obscurcit la première, la sensation intérieure va s'amender à son tour, principalement s'il survient des éructations, vomissements, évacuations, ou une abondante émission d'urines. Mais il restera, n'en doutez pas, un sentiment plus ou moins vif de faiblesse, de brisement, de courbature partielle, avec un malaise vague, une sorte d'épouvante inaccoutumée et l'idée d'une fin prochaine. Bientôt, dans les cas les meilleurs, la confiance renaît, et la santé semble refleurir.

Ce bien-être durera-t-il? Oui, quelquefois ; pendant des jours, des semaines, des mois (j'allais dire quelques années), à condition que des soins intelligents et la suppression des causes morbides lui viennent en aide. Il restera toutefois, la plupart du temps, du trouble dans le sommeil, et un peu de fatigue pendant les exercices du corps. Mais le bien-être ne durera pas, si le mal a été très-énergique, ou s'il se trouve abandonné à lui-même.

Les accès, dans leur réapparition, ne suivront pas de règle bien fixe. Ils seront rares ou très-fréquents, très-violents ou faibles, trompant toutes les prévisions. On les a vus, notons-le bien, franchement périodiques. Tôt ou tard, ils se présenteront dans le repos comme pendant la marche, à jeûn comme après le repas, et même la nuit aussi bien que le jour, sans cause apparente, ou à la suite du moindre effort. Employons donc, dès le début, toutes nos ressources médicatrices, car à supposer que les premières crises n'aient pas été mortelles, chacune d'elles imprimera à l'économie une secousse plus profonde, et donnera plus d'empire aux affections préexistantes ou intercurrentes. En conséquence, il importe que le traitement fasse prompte justice. A défaut de cela, le mal progresse et enlève ses victimes ; ou bien, des complications surgissent, soit dans des organes sains, soit dans des organes affectés antérieurement et jusqu'ici silencieux. C'est alors que les chances funestes se sont multipliées, et que la mort peut survenir. Elle sera brusque, et viendra avant, pendant ou après un paroxysme, si elle obéit à l'angine. Elle suivra sa marche tracée d'avance par la gravité des cas, si elle répond à l'appel des maladies concomitantes.

CAUSES EFFICIENTES.—CAUSES PRÉDISPOSANTES.

1° *Causes efficientes.* — Il m'a semblé que les causes efficientes des paroxysmes peuvent se résumer en un seul chef : *Tout agent qui fait battre le cœur, ou surexcite l'innervation.* Telles sont les affections vives et soudaines : colère, joie, tristesse. Et dans un autre ordre : fatigues physiques, courses rapides, surtout en montant, ou contre le vent ; ingestion trop abondante d'aliments ou de liquides excitants ; enfin, travail morbide. ayant pour point de départ un refroidissement, une suppression hémorrhagique, la répercussion brusque de quelque affection interne ou cutanée ; et pour conséquences probables, diverses complications destinées à altérer la physionomie primitive de l'angine, si tant est, comme nous chercherons à l'établir plus tard, qu'elle puisse exister à l'état de simplicité.

2° *Causes prédisposantes.*—Elles sont multiples, très-souvent claires, évidentes, quelquefois un peu plus vagues.

Examinons :

A. *Sexe.* — L'angine appartient presque spécialement au sexe masculin. Les femmes en offrent peu d'exemples. J'en ai pourtant en ce moment sous les yeux un cas fort remarquable (Mme X), et je compte vous l'exposer avec détails (Observation n° 3).

B. *Age.* — Si l'on admet qu'il y ait pour l'homme comme

pour la femme un âge critique, je dirai que c'est seulement à dater de cette époque que se montre l'angine. Elle sévit surtout à cinquante ou soixante ans; et plus tard, à quelque période de la vie que nous appartenions. Elle est en quelque sorte le triste monopole de l'âge mûr et de la vieillesse. Si de bons auteurs en citent quelques cas dans l'adolescence ou dans la jeunesse, ce sont de très-rares exceptions, et l'exception ne saurait infirmer la règle.

C. *Tempérament*. Certaines affections résultant de la prépondérance du système sanguin, nerveux ou lymphatique, choisissent leurs sujets d'après des prédispositions franches et nettement accusées. L'angine, sans avoir de prédilections aussi constantes, s'adresse de préférence aux constitutions caractérisées par une taille moyenne, un cou court, et une tendance à l'obésité. Joignez à cela une aptitude incontestable à une grande activité morale ou physique.

D. *Régime, habitudes, passions*. — Une nourriture fortement animalisée, l'usage des boissons spiritueuses, avec une vie sédentaire, exercent une influence non douteuse. Pendant que les organes locomoteurs surexcités se reposent, privés d'un exercice légitime et compensateur ; la circulation s'anime, les sens s'exaltent, et dès lors l'équilibre est rompu. Les habitudes renfermées de la ville, la mollesse et l'oisiveté; les passions, sources de tant d'impressions affectives, agissant de concert ou isolément, préparent à l'angine un terrain propice.

E. *Saisons, climats*. — On a vu la maladie se développer par toutes les températures et sous toutes les latitudes ; mais, chose digne de remarque, particulièrement pendant les grandes variations atmosphériques, telles que tempêtes, orages, passage brusque d'une grande chaleur à un temps froid. Macbride soutient qu'elle est plus fréquente en Angleterre qu'en Irlande. Devrons-nous attribuer cette différence à une influence climatérique, ou seulement aux habitudes de la vie, si distinctes entre les deux peuples?

F. *Hérédité*. — La transmissibilité semble incontestable.

Nous recevons de nos parents telles dispositions natives que les milieux dans lesquels nous nous agitons maintiendront fort souvent, modifieront quelquefois, ou peut-être écarteront définitivement. La phthisie, la folie, les rhnmatismes, et tant d'aûtres affections, sont soumises à cette sorte de loi d'héritage. L'angine suit les mêmes us et coutumes; et elle est si bien en certains cas une maladie de famille, que le soldat traité par Hamilton, lui déclarait que son père, ses deux frères et sa sœur en avaient été atteints, comme il l'est à son tour.

OBSERVATIONS

Première Observation. — M. R... 32 ans, constitution moyenne, ni gras, ni maigre, père de quatre enfants bien portants, était commisionnaire pour les brocanteurs. Il portait sur une brouette ou dans une charrette à bras les meubles ou objets achetés. Quand il avait gagné une bonne journée, il témoignait de sa joie par un écart de régime, ce qu'il appelait faire une petite noce, et buvait dans la soirée ou dans la nuit jusqu'à un demi-litre d'eau-de-vie.

En novembre 1846, il me consulta. La veille, il s'était fatigué à travailler; et pour réparer ses forces, il avait bu jusqu'à minuit. Le matin, dès son lever, ses membres tremblaient tellement, qu'il lui devenait impossible de se livrer à ses occupations. Repos au lit, potion calmante, eau de veau.

Quatre ou cinq jours plus tard, on accourut chez moi pour me dire que mon malade venait d'être pris tout-à-coup d'étouffement. On l'avait porté dans son lit, où il se tenait assis, la tête et le corps penchés en avant, ne parlant pas, et serrant sa poitrine avec ses mains. Au bout d'un quart d'heure, j'étais près de lui, mais la crise était terminée. D'une voix mal assurée et par saccades, le malade me raconta que déjà dans l'été, en traînant sa voiture, il avait eu une douleur dans la poitrine, mais moins forte. Il s'était arrêté, avait bu un petit verre, et ça s'était passé. Depuis la consultation de l'autre jour, pour son tremblement des bras et des jambes, il s'était cru guéri, à part un certain serrement vers le cœur, et une respiration qu souvent s'arrêtait malgré lui. Aujourd'hui, quand la crise a commencé, il portait à sa chambre une cruche pleine d'eau. Tout-à-coup, sa poitrine s'est trouvée prise comme dans un étau, et ce mal montait jusqu'à la gorge. Ce n'est qu'en frappant du pied, après s'être appuyé sur la rampe, qu'il a pu attirer l'attention. Il se rendait bien compte de tout ce qui se passait autour de lui, mais il suffoquait; et pendant plusieurs minutes il a cru qu'il allait mourir. Depuis qu'on l'a couché, il a eu le hoquet, et il a senti ses urines couler abondamment sous lui.

Je constate que maintenant la respiration est régulière, et le pouls normal, quoiqu'un peu fréquent. La face est rouge, et le regard a quelque chose d'épouvanté. Le malade dit qu'il ne souffre plus, mais qu'il a la poitrine brisée. Je diagnostique une affection spasmodique, et je prescris bains tièdes, demi lavements à l'assa-fœtida, pilules de camphre et de sous-nitrate de Bismuth.

Au bout de huit jours, la santé paraissait entièrement rétablie.

Dans la seconde semaine de janvier suivant, nouvelle débauche suivie de plusieurs nouvelles crises qui se succèdent coup sur coup; j'ai assisté à la dernière moitié de l'une d'elles. R..., était haletant, et comme anéanti. La respiration était fréquente et haute, et quoique la poitrine conservât une sonorité parfaite, il semblait que l'air n'y pénétrait que très-difficilement. Le pouls donnait 92.

C'est alors que je voulus dès le lendemain faire entrer R..., à l'hospice. Il s'y refusa; et quelques jours plus tard il consentit seulement à venir avec moi consulter M. Bl.., médecin en chef, qui, d'après mes renseignements et mes notes écrites, diagnostiqua l'angine de poitrine. On recommande au malade la suppression de ses mauvaises habitudes et l'usage des antispasmodiques sous toutes les formes. Malgré l'emploi persévérant de ces moyens, les crises reparurent avec plus de violence, sans cause appréciable, et même une fois ou deux pendant la nuit. R..., a succombé en juillet, sans que j'aie jamais rien pu découvrir de notable du côté du cœur ou des autres organes internes de la poitrine. L'autopsie n'a pas eu lieu.

Deuxième Observation. — En 1845, j'étais lié avec M L.., vieillard de soixante-un ans, ancien garde du corps, et attaché depuis la révolution de juillet comme représentant principal à une grande administration commerciale de la ville. D'une excellente constitution, face colorée, physionomie ouverte, le cou un peu court, il était père de deux robustes garçons d'une vingtaine d'années, qui faisaient sa joie. Jamais il n'avait été malade sérieusement. Du reste, homme instruit, aimable convive et conteur spirituel, il aimait à parler de sa vie passée qu'il émaillait de joyeux soupers, de femmes, de parties de chevaux et de chasse. Quoiqu'il me trouvât trop jeune pour être son médecin, il ne se gênait nullement pour me raconter, avec une certaine vanité, les aventures d'une jeunesse un peu orageuse, de laquelle il ne rapportait, disait-il, qu'un peu de fatigue et d'ennui, ayant eu la chance d'échapper à toute affection qui eût pu altérer sa santé dans l'âge mûr ou dans la vieillesse.

J'ai maintes fois remarqué pendant ces conversations, surtout pendant les plus animées, que sa voix faiblissait à un moment inattendu, et même s'éteignait tout-à-fait. Une toux subite survenait, comme s'il eût avalé de travers. Au bout d'une minute ou deux, la parole et la respiration étaient dans l'état normal.

Il m'avoua un peu plus tard (c'était en 1847), que ces accidents revenaient fréquemment, surtout après le repas, ou s'il faisait une course rapide. Il ne pouvait monter une côte sans être obligé, sous peine de suffocation, de s'arrêter. Une fois, à la chasse il avait ressenti tout-à-coup dans la poitrine une douleur qui, paralysait tous ses mouvements et qui l'avait forcé de rester couché à plat ventre pendant huit ou dix minutes. Le mois suivant, après la lecture d'une lettre qui lui annonçait une faillite importante, la même suffocation avait reparu, plus forte encore; avec des crampes sur les épaules, surtout en avant, et jusqu'aux coudes. « J'étais au lit, j'ai bien senti que « je respirais, et que mon cœur battait comme d'habitude; mais

« je restais cloué, anéanti. Je me suis cru perdu, j'ai voulu « sonner, mon bras refusait son service, et ma parole s'étran- « glait. Je n'ose parler de cela à mes enfants. »

Deux jours après ce récit, il me priait de le visiter comme ami. Je l'ai vu à jeun et couché, j'ai pu acquérir, à l'aide d'un examen des plus minutieux, la certitude que tous les organes de la poitrine ou du ventre jouissaient ce jour là d'une santé parfaite. J'insiste sur l'état du cœur et des organes de la respiration qui ne présentaient rien, absolument rien d'anormal.

Je ne pus néanmoins lui dissimuler l'impression fâcheuse qui résultait pour moi de notre conversation dernière ; et sans doute il devina la gravité de sa situation ; car, dès le lendemain, il partait pour Paris, même sans m'avertir. Au retour, il me montra une ordonnance du docteur Duc... de Marseille, qui, malgré son fanatisme un peu trop exclusif en faveur de l'asthme, inscrivait néanmoins en tête de sa consultation : *angine de poitrine*, et conseillait l'absence de toute émotion, et l'usage répété, tous les trois ou quatre jours, de cautérisations ammoniacales sur les plexus pharyngiens. Je consentis à me charger de diriger ce traitement, qui fut suivi pendant trois mois, et auquel j'ajoutai l'emploi à l'intérieur de divers antispasmodiques et le maintien prolongé d'un séton à la nuque.

Pendant cette médication, quelques accès reparurent. L'un d'eux, vers décembre 1847, eut lieu en ma présence, et céda au pinceau ammoniacal.

En 1848, après un certain temps d'inquiétudes vagues dans la poitrine et d'oppressions obscures, les crises avaient cessé et la guérison de M. L... paraissait probable, sauf quelques douleurs fugitives dans le côté gauche, et une sorte d'engourdissement de la même région, quand il écrivait longtemps, courbé sur son bureau. Cette sensation, tout amoindrie qu'elle fût, et le souvenir des anciens accidents, lui inspiraient encore une telle frayeur, qu'il se décida à quitter les affaires et se retira à la campagne. Je l'ai perdu de vue.

Troisième Observation. — Complications. — Mme X...

appartient à des parents dont la santé, m'a-t-elle dit, n'a rien offert de remarquable. Son père, grand et fort, visage accentué, caractère énergique ; sa mère, taille moyenne, blanche de peau, lymphatique, vivement colorée aux pommettes, un peu grasse à l'âge mûr, caractère indécis, très accessible aux émotions, surtout aux émotions tristes. Mme X... raconte que dans sa jeunesse elle participait de ces deux constitutions. Grande, un peu frêle, réglée à seize ans, mariée à trente, habitudes d'indolence et de tristesse, avec exagération d'impressionabilité à la moindre secousse. Mère, à trente-deux ans, d'une fille qui se porte bien. Pas d'autre grossesse : mais depuis celle-ci, tendance légère à une obésité relative, sans circulation énergique.

Je n'ai connu Mme X... qu'en 1856. Elle avait alors quarante-sept ans. Elle venait de l'Est pour se fixer avec son mari à vingt lieues de Paris, dans un village où l'air est sec et vif. Peau légèrement dorée, sans teinte ictérique; face mobile, se colorant à tout propos. Fonctions menstruelles anéanties depuis six mois sans accident. Le jour de ma première visite, Mme X... éprouvait, à la suite d'une vive contrariété, une douleur insupportable depuis le creux de l'estomac jusqu'au fond du bassin, laquelle procédait par exacerbations et rémittences depuis le matin. L'utérus, quoique de volume normal, se contractait, et le col eût facilement livré passage à mon doigts. Deux grands bains tièdes, potion calmante, cataplasme sur le ventre, repos au lit. Le lendemain, et principalement le surlendemain, retour à l'état normal. Rien n'avait paru du côté des organes génitaux ; l'épigastre seul trahissait un reste de sensibilité, et la malade risquait peut de mouvements du tronc, par souvenir de la crise passée, par crainte d'une crise nouvelle.

Pendant longtemps, à partir de cette époque, Mme X... s'est déclarée très-satisfaite de sa santé. Quant à moi, je l'étais un peu moins; ayant eu l'occasion, à diverses reprises, de constater une affection du cœur. Ma confiance était médiocre : 1° parce qu'à la plus petite émotion, les battements du cœur augmentaient beaucoup de fréquence, pendant que l'impulsion ne fournissait à l'oreille qu'un choc peu sensible ; 2° parce que je remarquais de temps en temps, vers l'épigastre et dans toute la région sternale, à droite et à gauche, certaine anxiété bizarre, temporaire et inattendue, avec disposition à la syncope et frémissement comme spasmodique des muscles antérieurs de la poitrine.

En mars 1860, Mme X... fut prise de rhumatismes aigus qui la firent beaucoup souffrir ; attaquant tantôt telle région, tantôt telle autre, manifestant toutefois une préférence évidente pour le diaphragme, la poitrine et les épaules, avec palpitations, oppression et étourdissements.

En avril, ces symptômes avaient diminué, puis cessé complétement, pour faire place à une convalescence équivoque et traînante ; lorsque, dans la nuit du 15 mai, Mme X..., qui s'était couchée à peu près bien portante, ressentit tout-à-coup une douleur thoracique atroce, qui la menaçait de suffocation. Je la trouvai assise sur son lit, se démenant des bras, gémissant, haletant, torturant de ses deux mains sa poitrine, et faisant pour respirer des efforts inouis. Face un peu violacée, avec gonflement, œil saillant, regard éteint, mâchoires agitées convulsivement, ne laissant passage à la voix que pour demander le prêtre. Battements du cœur tumultueux, désordonnés (je voudrais dire affolés), s'entendant dans toute la hauteur de la poitrine, à droite, à gauche, en avant, en arrière. Pouls à peine perceptible, d'une fréquence extrême ; peau froide, baignée d'une sueur visqueuse. Traitement : éther à haute dose, frictions chaudes et sèches sur la poitrine et le dos, sinapismes promenés aux extrémités inférieures et supérieures. Au bout de trois heures, rémittence. Urines abondantes, éructations. La malade s'endormit ; et dès le lendemain elle vaquait à ses occupations. Pilules de digitale pendant plusieurs jours.

Mais les forces restaient abattues, une sensation confuse régnait dans la poitrine, *beaucoup plus marquée le soir*. Le sommeil était troublé par des cauchemars.

BIBLIOTHÈQUE IMPÉRIALE IMPR.

Le 24 mai, pendant la nuit, seconde crise exactement semblable à la première, aussi courte, seulement un peu moins forte. Mêmes moyens.

Le 25 mai, mon confrère et moi nous fûmes d'accord pour soupçonner à cause des accidents nocturnes, une sorte de périodicité, et nous prescrivîmes le sulfate de quinine, qui fit merveille, secondé par l'assa fœtida en lavement et en potion. — Le 10 juin, Mme X. a repris toute sa confiance, et l'aspect général est excellent. Elle mange, boit, et dort bien, fait quelques promenades. — Je la revois de temps en temps; et même, en novembre dernier je l'ai reçue à dîner chez moi avec son mari. — Son appétit est des meilleurs, et la digestion se fait parfaitement.

De tout le cortége de symptômes que nous observions, soit du côté du cœur, soit du côté de l'innervation, je ne retrouve qu'une agitation nerveuse mal dessinée, venant particulièrement la nuit, des rougeurs de la face subites et sans préparation, et un léger gonflement le soir vers les malléoles. — L'affection angineuse a disparu, comme aussi les palpitations; mais les battements du cœur se font sentir encore dans une étendue anormale; et l'affection anévrismale persiste, bien entendu, tout en faisant silence momentanément.

J'arrive avec un bagage d'observations personnelles bien mince et bien chétif, et j'aurais dû peut-être m'efforcer d'ajouter considérablement à l'importance de mon travail en inscrivant en regard de mes notes les nombreuses et remarquables descriptions de cas analogues, éparses dans les écrits antérieurs. — Toute réflexion faite, j'ai renoncé à cette idée, qui aurait entraîné des volumes. J'ai lu avec soin; tout le monde en pourra faire autant. — Je me réserve, d'ailleurs, chaque fois que j'en sentirai le besoin, de tirer parti des riches filons découverts par nos devanciers.

Y a-t-il des affections qui puissent ressembler à l'angine ?

Pour essayer de répondre à cette question, il nous faut, après avoir tracé le portrait de l'angine, examiner si d'autres maladies, par suite de ressemblances plus ou moins frappantes, pourraient entrer dans le même cadre, ou peut-être même confisquer le portrait à leur profit.

Passons d'abord en revue certaines affections organiques du cœur et de ses dépendances. Mais ici, dès l'entrée en matière, par le plus simple aperçu général, sans même avoir besoin de les prendre une à une, et pour ainsi dire corps à corps, combien de différences notables !

Les lésions du cœur, quand elles en sont arrivées à quelqu'analogie avec l'angine, sont déjà de vieilles maladies qu'on a pu surveiller à leur naissance et dans leur accroissement progressif. Je veux bien qu'elles puissent, comme l'angine, avoir des temps d'arrêt, des repos, et que les symptômes qui leur servent de satellites s'éclipsent plus ou moins longtemps. Mais jamais, même dans ces accalmies, la santé n'est complétement intacte. Voyez plutôt: *d'une part,* matité plus ou moins étendue de la région précordiale gauche, voussure, battements du cœur forts et vibrants, avec bruits anormaux, pouls large et résistant, visage animé, tendance aux hémorrhagies *actives* ou *d'autre part*, et dans l'ordre opposé, matité précordiale droite, tumulte obscur et profond du côté du cœur dans le voisinage du sternum, injection plus ou moins violacée de la face ; pouls petit, intermittent ; engorgements des capillaires veineux, tendance aux hydropisies ou hémorrhagies *passives*, palpitations, étouffement, dyspnée persistante, toux rebelle. Quelquefois enfin mélange bâtard et confus de ces désordres. Puis, tôt ou tard, quand le jour vient où le paroxysme se manifeste, ce n'est plus la soudaineté de la crise angineuse si fougueuse et si brève ; mais unecrise préparée de longue maint plus lente dans son énergie, quoique très-redoutable à d'autres titres, accompagnée de toux et d'expectoration souvent sanguinolente, ne faisant trève qu'après plusieurs jours, et grevant l'état antérieur d'une atteinte plus ou moins profonde,

Voici au surplus, d'après nos maîtres, d'aprés M. Bouillaud principalement, quelques signes distinctifs.

ORGANES DE LA CIRCULATION.

Hypertrophie du cœur.

1o Ventricule gauche :

a. Dans l'hypertrophie simple ou sans augmentation de la cavité ventriculaire, battements du cœur forts, bruit sourd, concentré ; absence de lividité, d'infiltration, d'étouffement.

b. Dans l'hypertrophie excentrique ou avec dilatation, battements très-intenses à gauche, surtout vers les cartilages des cinquième et sixième côtes, pouls fort, vibrant. Infiltration, dyspnée, si la dilatation est considérable.

c. Dans l'hypertrophie concentrique ou avec rétrécissement du ventricule, battements du cœur très-sourds, peu étendus ; palpitation, matité occupant plus ou moins d'espace.

2° Ventricule droit :

a. Dans l'hypertrophie simple ou sans augmentation de la cavité ventriculaire, palpitations, battements du cœur étendus, mous ; pouls profond, sans résistance, infiltration, dyspnée.

b. Dans l'hypertrophie excentrique ou avec dilatation, contractions du cœur très-marquées à droite, surtout vers la partie inférieure du sternum, plus ou moins étendues, palpitations, pouls petit, disposition à l'hémoptysie, dyspnée, infiltration.

c. Dans l'hypertrophie concentrique ou avec rétrécissement, battements du cœur très-forts, matité étendue de la région précordiale droite, pouls développé et fréquent, distension des vaisseaux veineux, tendance aux engorgements inflammatoires internes, oppression.

Nota bene. L'histoire des hypertrophies auriculaires se confond par beaucoup de rapports avec celles de ventricules.

Ajoutons, pour terminer ce trop court résumé des hypertrophies du cœur, qu'elles peuvent être ou bien partielles (et alors le développement d'une portion du cœur empiète sur la portion correspondante,) ou bien multiples en occupant plusieurs cavités. Dans ce dernier cas, chaque lésion fournit à l'ensemble sa part de symptômes, et donne à la maladie un aspect plus compliqué, lequel participe nécessairement de la variété des caractères différenciels indiqués ci-dessus. Sans contredit, la forme prédominante dans l'hypertrophie générale comme dans l'hypertrophie partielle, c'est l'hypertrophie avec dilatation.

RÉTRÉCISSEMENT DES ORIFICES DU CŒUR.

Ils sont bien plus fréquents pour les orifices des cavités gauches que pour les orifices des cavités droites.

Le rétrécissement de l'orifice *auriculo-ventriculaire gauche* se traduit par un bruit sourd, rappelant un coup de lime sur du bois, ou un soufflet que l'on fermerait brusquement. Ce bruit a lieu *pendant la contraction de l'oreillette.*

Le même bruit est produit également par le rétrécissement de l'orifice *auriculo-aortique*, mais *pendant la contraction du ventricule.*

Dans ces deux sortes de rétrécissement, c'est vers les cartilages des cinquième, sixième et septième côtes que le bruit se fait entendre.

Le rétrécissement de l'orifice *auriculo-ventriculaire droit* et le rétrécissement *ventriculo-pulmonaire* donnent lieu au même bruit ; le premier, comme ci-dessus, *pendant la contraction de l'oreillette*, le second *au moment de la contraction du ventricule.*

Notons que le bruit de lime paraît appartenir au rétrécissement produit par l'induration osseuse; le bruit de soufflet coïnciderait plutôt avec l'induration cartilagineuse, ou avec le rétrécissement causé par des végétations ou autres tissus anormaux.

Les troubles généraux de la circulation et de la respiration dérivent de l'obstacle et lui sont proportionnels. Ils varient en raison de la nature et du degré du rétrécissement, et suivant que ce dernier occupe les orifices droits ou les orifices gauches, ils n'ont avec l'angine d'autre point de rapprochement que l'orthopnée, l'anxiété, et quelquefois l'intensité de la douleur précordiale. Ils en diffèrent par une disposition habituelle à l'essoufflement, par les palpitations ; par une coloration caractéristique de la face ; par l'irrégularité et l'intermittence du pouls dont les pulsations, petites et inégales, contrastent d'une manière si frappante avec l'énergie des battements du cœur ; enfin par l'infiltration qui vient envahir les membres inférieurs, ou même s'étend à la cavité abdominale.

ANÉVRISMES DE L'AORTE.

Deux mots sur l'anévrisme de l'aorte que l'on pourrait confondre avec l'angine. Il s'en distingue toutefois par la nature de la douleur qui est sourde et continue, par une voussure fréquente ; par un son mat, par un bruissement particulier un peu au dessus de la région du cœur, quelquefois par un pouls qui est inégal à droite et à gauche, mais surtout (signe pathognomonique indiqué par M. Bouillaud) par l'existence de battements clairs, bien distincts de ceux du cœur, et appréciables à l'oreille dans un espace circonscrit derrière le sternum ou le cartilage des fausses côtes droites, résultant du choc insolite de la colonne sanguine contre les parois de la poitrine. Quant à l'anévrisme de l'artère pulmonaire, il est infiniment plus rare, et l'on reconnaîtrait sa présence à des signes analogues.

PÉRICARDITE. HYDROPÉRICARDE.

1° Dans la péricardite, la douleur précordiale s'accompagne bien, comme dans l'angine, d'un sentiment d'anxiété et d'oppression; mais elle est toujours fixe et essentiellement continue, toutefois avec possibilité d'exacérbations. Il y a fièvre plus ou moins intense, et accélération des mouvements respiratoires. En outre, voussure, matité due à la présence d'un épanchement quelconque ; contractions du cœur lointaines, obscures, comme noyées, jactitation, défaillances ; et s l'épanchement diminue, divers bruits de frottement.

2° Dans l'hydropéricarde, actif ou passif, difficulté de la position horizontale, voussure, sentiment d'un poids très incommode, et comme d'un flot engloutissant le cœur, dont les battements très affaiblis se font sentir dans le liquide, tantôt à droite, tantôt à gauche.

Matité d'une étendue rigoureusement appréciable et en raison directe de la masse épanchée, susceptible de déplacement suivant les différentes attitudes du corps. Enfin, pour couronner l'œuvre, troubles constants, plus ou moins marqués de la respiration et de la circulation, lesquels proviennent de la pression que détermine le péricarde distendu, en envahissant tyranniquement les organes voisins.

Organes de la respiration.

PLEURÉSIE.

Est-il bien utile d'établir le parallèle de l'angine avec la pleurésie? Dans toutes deux, il est vrai, l'anxiété est extrême. Mais dans la dernière, outre le frisson initial des affections aiguës, nous constatons dans le voisinage de l'un ou l'autre sein une douleur permanente et pongitive qui *bride* l'inspiration, une toux sèche, la fièvre, le décubitus sur le côté malade, la rapidité de l'épanchement, l'égophonie quand le liquide est en quantité médiocre, la prompte décroissance du bruit respiratoire ou même son absence totale quand le liquide est abondant, la dilatation du thorax au côté malade, suivie quelquefois de son rétrécissement après l'absorption, etc, etc., caractères qui ne permettent guères de confondre les deux affections. Entre toutes les inflammations de la plèvre, ce sont celles qui avoisinent la région sus-diaphragmatique qui se rapprochent le plus de l'angine.

PLEURODYNIE.

Quant à la pleurodynie, elle est remarquable par le siége sous-cutané de la douleur, laquelle est ordinairement plus diffuse que dans la pleurésie; et encore par l'exacerbation subite qu'elle éprouve à la moindre pression ou au plus petit mouvement des muscles thoraciques; enfin par sa durée, qui n'est nullement en rapport avec la brièveté de la crise angineuse.

DIAPHRAGMITE.

L'inflammation du diaphragme, de nature rhumatismale ou autre, a pour phénomène essentiel une constriction excessivement aiguë. Mais, outre que cette douleur n'est pas fugitive comme celle de l'angine, elle est fixée un peu plus bas, à l'épigastre, d'où elle s'étend le long des fausses côtes jusqu'à la colonne vertébrale, donnant la sensation d'une toile très-raide tendue à travers tout cet espace, et se rétrécissant. Le passage des solides ou des liquides dans l'œsophage au niveau de l'orifice diaphragmatique est d'une extrême difficulté, parfois même impossible ; et le vomissement a lieu. La douleur s'accompagne d'une chaleur ardente, et s'exaspère jusqu'au point de devenir excessive au plus léger attouchement : quelquefois même il y a délire (paraphrénésie des siècles derniers) et rire sardonique. Ajoutons que ces cas si redoutables sont heureusement assez rares, et que la plupart du temps ces teintes sombres se présentent plus ou moins adoucies.

PNEUMONIE.

Je glisse sur cette affection dont les symptômes sont parfaitement caractéristiques, et n'ont d'ailleurs avec l'angine que des rapports très-éloignés.

ASTHME. (1)

Voici sans contredit l'affection qui se rapproche le plus de la physionomie que nous avons attribuée à l'angine. Ces deux affections présentent un air de famille si constant, sont, pour ainsi dire, tellement sœurs, qu'on a pu bien souvent les confondre et les réunir sous une seule dénomination. Voyons si elles diffèrent et en quoi elles diffèrent.

L'asthme et l'angine procèdent également par accès douloureux. Mais les accès d'asthme sont la plupart du temps annoncés par des malaises ou autres signes précurseurs, dont l'angine est dépourvue. Pour l'asthme, ils surviennent plutôt la nuit, c'est le contraire pour l'angine, du moins au début. L'asthme fait son choix dans tout âge et dans tout sexe; les élus de l'angine sont de préférence les hommes, les hommes mûrs, les vétérans de la vie. Les accès de l'asthme paraissent dépendre de la température; ceux de l'angine sont moins soumis à cette loi. Les premiers durent ordinairement plusieurs heures, les seconds peuvent être très courts. Dans l'asthme, il y a souvent de la fièvre, et la peau est chaude; elle est froide et visqueuse dans l'angine. Dans l'asthme la respiration est sifflante ou rauque; elle force les malades à de nombreux mouvements pour se découvrir la poitrine, ou pour aller chercher l'air libre; l'angine est toujours silencieuse, surtout pendant l'expiration. Elle évite les courants d'air, et frappe d'immobilité instantanée. L'anxiété de l'asthme a quelquefois lieu sans constriction manifeste; l'angine s'accompagne toujours d'un resserrement intérieur qui produit une angoisse insurmontable. L'accès d'asthme compromet rarement l'existence, l'autre est souvent mortel. L'asthmatique conserve, après la crise, de l'affaissement et un peu de gêne dans la respiration; rien de pareil pour l'angine qui retrouve une santé parfaite,

(1) Il est bien entendu qu'il ne s'agit ici que de l'asthme convulsif, le seul qui offre quelque ressemblance avec l'angine thoracique.

à part l'impression de mort qui le terrifie. L'accès d'asthme se juge par la toux et une expectoration abondante; ces signes sont souvent remplacées dans l'angine par de simples éructations ou une large émission d'urines.

EMPHYSÊME.

L'emphysême et l'angine n'ont de commun que des accès de suffocation très pénible. Un coup d'œil rapide sur l'emphysême me dispensera de les mettre l'un en regard de l'autre.

Au rebours de l'angine, l'emphysême est aussi fréquent dans l'enfance et la jeunesse que dans l'âge mûr, dans le sexe féminin que dans l'autre. Sa présence est signalée par une oppression habituelle, due à la dilatation des cellules pulmonaires et des dernières ramifications bronchiques. La poitrine, plus sonore que dans l'état normal (je parle d'une affection déjà ancienne), présente antérieurement par-ci par-là, surtout chez les sujets maigres, des bosselures saillantes (des soufflures globuleuses) vers les clavicules ou les espaces intercostaux, principalement dans les parties qui correspondent au bord libre des poumons; et dans ces mêmes endroits le murmure respiratoire est très-notablement affaibli. Des râles se font entendre, sifflants et sonores, au niveau des saillies, sous-crépitants ailleurs par suite de la complication presque certaine du catarrhe pulmonaire. Avec cela, douleurs thoraciques variables, toux plus ou moins développée, mais constante; expectoration mousseuse dans les cas simples, opaque et diversement nuancée dans les irritations concomitantes. Cet état, presque toujours apyrétique, peut durer plus ou moins longtemps, jusqu'à ce que l'affection catarrhale passe à l'état aigu. Ce jour là, un accès de dyspnée se déclare; et tous les signes ci-dessus indiqués, masqués jusqu'alors, se réveillent et s'exaltent. Une toux pénible donne le signal du paroxysme, les saillies thoraciques se prononcent de plus en plus, et la suffocation est imminente. Plus ou moins rapprochées, ces crises fatiguent et débilitent les organes contenus dans la cavité de la poitrine. Elles ont pour conséquences probables d'amener à leur suite l'amaigrissement et la phthisie pulmonaire, et de contribuer très efficacement au développement des diverses affections du cœur.

CATARRHE SUFFOCANT.

Le catarrhe suffocant n'est, selon nous, qu'un accès plus ou moins subit de dyspnée considérable, intervenant au milieu d'une bronchite aiguë. La cause de l'oppression consiste parfois dans la suppression anormale de l'expectoration, mais plus souvent encore dans la formation et l'accumulation d'une sécrétion muqueuse abondante tellement difficile à expulser que le malade périt comme asphyxié. Ces circonstances donnent lieu nécessairement à des râles muqueux trachéaux ou bronchiques, qui n'existent pas dans l'angine. Il ne restera d'ailleurs aucun doute entre ces deux affections, si l'on tient compte des caractères suivants qui appartiennent au catarrhe suffocant : embarras des voies respiratoires avant l'accès, fièvre et toux. Accès qui peuvent durer vingt-quatre ou quarante-huit heures, et plus; sentiment d'obstruction suffocante, pituite écumeuse, suivie, vers la fin de la crise, de l'expulsion douloureuse du mucus amassé et des concrétions demi-solides qui, suivant l'expression de M. Andral, faisaient l'office de bouchon.

LARYNGITE.

L'angine et la laryngite aiguë ou chronique se touchent par plus d'un point de ressemblance. Tels sont surtout les accès de suffocation avec une indicible anxiété. Mais ici, nous trouvons des jalons pour nous conduire, des lumières pour éclairer le diagnostic. Cette fois, en effet, c'est bien *vers le cou, et non plus au thorax*, que l'action va s'engager. Et de plus, que pensez-vous des caractères différentiels ? Depuis un temps plus ou moins long, voix rauque ou aiguë, souvent chancelante; respiration embarrassée; gêne habituelle à la gorge;

déglutition douloureuse; et même parfois retour des boissons par le nez; toux convulsive avec vains efforts pour expulser des mucosités épaisses, tenaces, en grumeaux; peu-à-peu amaigrissement, fièvre hectique, sueurs nocturnes. Puis voici venir tout-à-coup un accès de suffocation avec son cortége tout particulier : voix croupale, saccadée, chevrotante, ou complètement éteinte; déglutition impossible; impérieux besoin d'air. L'attitude du corps est il est vrai, assez semblable à celle que provoque l'angine; mais la main presse le larynx, comme pour lutter contre un corps étranger, et la respiration apporte à son tour un signe pathognomonique de la dernière importance, à savoir : difficulté énorme d'inspiration, facilité normale d'expiration. Je crois surabondant d'insister sur d'autres caractères moins précis de la laryngite; tels que l'anxiété, la lividité de la face, la sueur froide et visqueuse, la petitesse du pouls; parce que nous les avons déjà rencontrés en mainte circonstance. Les signes différenciels indiqués plus haut me paraissent suffisants pour faire éviter toute confusion avec l'angine.

SPASME DE LA GLOTTE.

Nous nous retrouvons encore en pays de connaissance avec l'angine, tellement que si ce n'était préjuger la question en litige, j'appellerais très volontiers ce spasme, l'angine de l'enfance, sauf à créer l'adjectif qui qualifierait la différence de siége.

Rare dans la jeunesse et dans l'âge mûr, cette affection fait son choix, principalement dans l'extrême enfance; et c'est inopinément, sans prodrômes qu'elle frappe ses victimes. L'enfant, presque toujours un garçon (remarquez ce rap port avec l'angine), suffoqué pendant son sommeil, pousse un cri perçant que lui arrache la constriction de la gorge, cri pathognomonique selon Kopp. Un sifflement étrange s'empare de la respiration, les bras s'agitent, la tête se tient droite ou renversée, pendant que des inspirations courtes et incomplètes ne parviennent guères à introduire une infime quantité d'air dans la cavité thoracique. Convulsions, tuméfaction de la face, langue pendante, pouls petit, quelquefois évacuations involontaires. Au bout de quelques minutes, l'enfant est mort ; ou tout va petit-à-petit rentrer dans l'ordre. Hélas ! calme trompeur. Après un repos très court, les accès reparaissent ; cette fois très rapprochés, et provoqués désormais par la cause la plus futile, le jour, la nuit, jusqu'à terminaison fatale. Si par une très rare exception la guérison survient, ce n'est qu'avec une extrême lenteur, et en s'avançant pour ainsi dire, à pas de tortue.

LIPOTHYMIE. — SYNCOPE.

J'hésite à parler de la lipothymie et de la syncope, d'abord parce qu'elles ne sont très-souvent qu'un symptôme ; en second lieu parce qu'il n'est guère supposable qu'un médecin tant soit peu exercé puisse les confondre avec l'angine de poitrine. Ces deux états pathologiques (Lipoth. et Sync.) dont le premier n'est que la représentation plus ou moins affaiblie du second, consistent dans la diminution ou la suspension subite du sentiment et du mouvement, par suite de l'interruption momentanée de l'action vivifiante du sang sur le cerveau. Que les causes en soient idiopathiques, symptômatiques ou sympathiques, peu importe ; le tableau reste toujours le même ; et à part un peu de gêne ou d'anxiété précordiale au moment de l'évanouissement, je ne vois rien qui rappelle de tout près la maladie qui nous occupe. Ici la respiration et la circulation sont supprimées, tandis qu'elles persistent dans l'angine. Si la pâleur de la peau, si les sueurs se retrouvent dans l'un et l'autre cas, que sont devenues, je vous prie, cette orthopnée, cette constriction de l'angine, cette douleur si angoissante qui, partant du thorax, s'élance jusqu'aux mâchoires ou le long de la partie interne des bras ?

Je n'en finirais pas, vraiment, si je m'imposais le soin de

calquer, même grossièrement, le profil de toutes les affections qui peuvent offrir plus ou moins d'analogie avec l'angine. J'ai voulu seulement indiquer les principales; et pour ne point surcharger ce travail de détails comparatifs déjà trop multipliés, je termine en disant avec M. Bouillaud (thèse inaugurale) et avec Morgagni (*de sedibus*, etc.) qu'il n'y a dans tout le corps humain presqu'aucune partie dont la lésion ne puisse apporter souffrance ou obstacle à la respiration : « ascites nec non tympanites obstant certe descendenti ad inspirandum diaphragmati, ideoque inter causas respirationis difficilis possunt adnumerari. » « Quanta sit in quibusdam peritonitidis casibus » dyspnœa neminem medicum fugit. Hepar autem præter na» turam auctum non tantum mole sua descendenti, sed et pon» dere forsan officiet ascendenti diaphragmati, sicque et inspi» rationi et expirationi adversabitur. Nec desunt ab nimia » mole aliorum abdominis viscerum dyspnϾ exempla. De his » omnibus sermonem habere profecto longius foret. Hic unum » satisfuerit subjicere : propter unæ thoracis et summæ ventris » partis communes fines, haud raro accidere, cum in aliis, tum » præsertim in respirandi vitiis, ut causa quæ ad ventrem per» tinet, thoraci perperam adscribatur.

EXAMEN NÉCROSCOPIQUE.

Nous l'avons dit, l'angine de poitrine pardonne rarement. Aussi les ouvertures cadavériques ont-elles été nombreuses. Malheureusement les résultats qu'elles fournissent sont peu concluants, et ne peuvent guères, du moins jusqu'à présent, servir de base à une loi générale fixe et invariable, capable en tous points de justifier les troubles observés pendant la vie. Essayons de narrer, en historien fidèle, les diverses altérations trouvées après la mort.

En premier lieu, et, d'après l'ordre de fréquence, se présentent les affections du cœur ou des vaisseaux qui y prennent naissance :

Ossification plus ou moins complète des artères coronaires,

soit seule, soit coïncidant avec d'autres désordres de l'organe central de la circulation.

Dilatation anévrismale de l'aorte, à son origine ou à sa crosse, pure et simple, ou avec ossifications.

Dilatation du ventricule droit avec amincissement, et dégénérescences plus ou moins avancées des valvules.

Hypertrophie du ventricule gauche.

Enfin, diverses altérations du tissu même du cœur.

Si nous passons à d'autres organes, nous citerons comme désordres plus rares :

Des épanchements péricardiques ou pleurétiques.

L'engorgement des poumons par un sang noir, peu coagulable.

Une accumulation de graisse au cœur, au péricarde, ou dans le médiastin.

L'ossification des cartilages des côtes.

Des abcès en différentes régions du thorax.

Des tubercules, des dégénérescences du larynx ou de l'œsophage.

L'augmentation anormale, en volume ou en poids, de quelqu'organe de la cavité thoracique ou abdominale.

SIMPLE APERÇU HISTORIQUE SUR L'ANGINE. AUTEURS QUI S'EN SONT OCCUPÉS.

Il ne paraît pas que l'angine ait été connue des médecins de l'antiquité. Toujours est-il que les bibliographes modernes sont extrêmement sobres de renseignements à cet égard. A part la maladie de Sénèque décrite par lui-même, et une citation incomplète empruntée à Erasistrate par Cælius Aurelianus, nous ne trouvons guère de détails qui puissent avoir trait à la question. Passons sous silence les quelques mots beaucoup trop vagues de Mézeray sur la mort subite de Gaspard de Scomberg en 1599, et arrivons d'emblée à la seconde moitié du siècle dernier, époque où l'angine commença à exciter les recherches des pathologistes. Le premier qui en parla fut Sauvages en 1763, et il la nomma *cardiogmus cordis sinistri*. Puis vinrent, quelques années plus tard (1768), le docteur français Rougnon, et surtout l'anglais Heberden, qui l'étudia avec un soin minutieux et lui donna le nom d'*angina pectoris*, lequel est resté.

L'attention du monde scientifique était dès lors éveillée, et de nombreux travaux parurent au jour, principalement en Angleterre. Ce furent d'abord ceux de Wall et de Fothergill en 1772-73. Puis Elsner (asthma convulsium) en 1778. Hamilton et Macqueen en 1783-84. Butler (diaphragmatic gout) en 1791. Schmidt et Macbride (asthma arthriticum) en 1793. Les notes du célèbre Hunter sur la maladie dont il était atteint, publiées après sa mort par Home en 1794. Parry (syncope anginosa) en 1799. L'Allemand Wichmann (traduction française par Bourges). Stoeller (asthma spastico-arthriticum inconstans) en 1803. Baumes (sternalgie) en 1808. Desportes (de l'angine de poitrine) en 1811. Jurine (mémoire sur l'angine ouvrage couronné) en 1815. M. Bouillaud (est-ne angina? etc., thèse inaugurale) en 1826. Ch. Bell, qui considère l'angine comme une lésion du système nerveux des muscles respiratoires. Laennec (de l'angine comme névralgie du cœur) en 1831. Raige-Delorme (angine de poitrine, Dict. de méd.) en 1833. Et sans doute, depuis cette époque, un grand nombre d'ouvrages importants qu'il m'est impossible, à mon très-grand regret, de consulter et de mettre à profit.

Le résumé sommaire que je viens de présenter a laissé entrevoir que, malgré la puissante autorité des noms sus-mentionnés, la question de l'angine est encore bien indécise, du moins en ce qui concerne sa nature et son siége. Auc'ores certant, et adhuc *sub judice lis est*. Et le mot de Sénèque, cité par M. Bouillaud, reste toujours d'une incontestable vérité « Multum egerunt qui ante nos fuerunt, multum etiam adhuc restat operis, multumque restabit; nec ulli nato post mille sæcula præcluditur occasio aliquid adjiciendi. »

Cette diversité d'opinions ressortira plus frappante encore par suite du rapprochement suivant :

Sauvages définit l'angine : « Quædam est respirandi difficul-
» tas, quæ per intervalla deambulantibus accidit ; in hac fit
» præceps virium lapsus ; æger propinquis tenetur niti admini
» culis, alias humi corrueret ; hi ægri plerumque de repente
moriuntur. »

Rougnon dit qu'elle dépend de l'ossification des cartilages des côtes, laquelle s'oppose à l'extension nécessaire de la respiration, dans les circonstances où la circulation est accélérée ; et a pour conséquence la stagnation du sang dans le cœur.

Heberden accuse, en termes, assez vagues du reste, un état spasmodique.

Wall et Fothergill parlent de l'accumulation de la graisse sur le péricarde et sur le cœur, de diverses altérations de cet organe.

Elsner croit à une affection goutteuse des organes thoraciques ; Macqueen, à une affection goutteuse de l'estomac, dont les symptômes cardiaques ne seraient que sympathiques.

Butler, qui l'appelle goutte diaphragmatique, l'apprécie ainsi : « C'est une sensation interne dans la poitrine, qui me-
» nace de mort subite, qui est le plus ordinairement provoquée
» par la marche, et que le repos dissipe. »

Schmidt est de l'opinion d'Elsner.

Macbride se prononce pour un spasme du cœur.

Parry, qui lui donne le nom de syncope *angens vel anginosa*, la décrit : « Motus cordis imminutus, vel aliquandiu quiescens,
» a corporis motu inter ambulandum sæpe oriens ; præeunte
» angustia vel dolore pectoris notabili, per mammam sinistram
» præcipue porrecto ; sine cordis palpitatione. » Et il conclut, d'accord en cela avec Jenner, Kreisig et J. Frank, en disant qu'elle a pour cause l'ossification des artères coronaires qui donne lieu à une diminution de nutrition du cœur et à la faiblesse de cet organe, de sorte que dans le cas d'afflux extraordinaire du sang il n'a plus assez de force pour réagir.

Stoeller l'attribue à une sorte de spasme goutteux : « Asthma
« spastico-arthriticum inconstans, ex improviso invadens, su-
» bito plurimum, et plerumque in primi paroxismis cessans ;

» cum acuto premente dolore in sterno et præcordiis, ad cor » et brachium sinistrum, interdum ad utrumque excurrente, » ad lipothymiam, syncopen vel asphixiam, lethalem » usque. »

Baumes propose le nom de *sternalgie* et ajoute : « C'est une » sensation extrêmement pénible, d'abord peu durable, me- » naçant de suffocation, sans changement apparent dans l'acte » de la respiration, venant subitement, ayant son siége va- » riable vers le sternum, et causant dans la suite une douleur » spasmodique à l'un des bras, ou aux deux ensemble; surtout » au lieu de l'insertion du muscle pectoral à l'humérus. Le » paroxysme prend ordinairement en marchant, et cesse lors- » qu'on s'arrête, au moins dans les premiers temps de la » maladie. »

Desportes discute longuement les opinions de ses devanciers, et arrive à ce résultat que l'angine, dans son état de simplicité, est une véritable névralgie des plexus thoraciques.

Jurine résume son opinion en ces termes : « C'est une cons- » triction douloureuse et angoissante qui se fait sentir en tra- vers de la poitrine, qui vient en marchant, se dissipe prompte- » ment par le repos, et qui n'est accompagnée ni de palpita- » tions, ni d'irrégularité dans les pulsations du pouls, ni » d'oppression, mais seulement d'un peu de gêne dans la res- » piration. » Et il termine ainsi qu'il suit : « 1° La cause essentielle » de cette maladie dépend d'une affection des nerfs pulmonaires » qui dérange l'exercice des fonctions des poumons, qui nuit » à l'oxigénation du sang, et qui cause durant les attaques la » douleur sternale. 2° L'angine ne se rencontre guère que » chez des sujets dont les poumons sont affaiblis par l'âge, ou » qui ont une constitution plus particulièrement propre au » développement de cette maladie. 3° La disposition morbide » des nerfs pulmonaires ne peut que se communiquer avec le » temps au plexus cardiaque, et affecter le cœur et ses vais- » seaux secondairement. 4° L'oxigénation incomplète du sang, » diminuant le *stimulus* des poumons et du cœur, donne lieu » au renouvellement des attaques, jusqu'à ce que ce *stimulus*,

» venant à s'éteindre, fasse périr ces organes, et, aussitôt
» après, le cerveau. »

M. Bouillaud proclame la conclusion suivante : « Anginam
» pectoris inducunt quædam læsiones organicæ cordis majorum-
» que vasorum. Ergo est angina symptomatica, seu consecu-
» tiva. Omnes casus anginæ pectoris simplicis, seu essentialis
» quorumdam auctorum, ad neuroses spectant. Ergo non est
» angina pectoris essentialis, nisi hoc nomine anginam sim-
» plicem et sincere nerveam significare volueris. »

Laennec, tout en reconnaissant que l'angine coïncide assez souvent avec des affections organiques du cœur, se rapproche beaucoup de l'avis de Desportes, et déclare que c'est la plupart du temps une affection spasmodique, qui revient par attaques plus ou moins éloignées.

Raige-Delorme, après un examen approfondi des opinions antérieures, reste dans le doute, et conclut à la nécessité de nouvelles recherches.

Telle est, au point de vue trop rétréci de l'horizon dans lequel il m'est donné de porter mes regards, la reproduction fidèle des principales doctrines sur l'angine. Je clos ce paragraphe, en mentionnant, à titre de souvenir, quelques désordres tout-à-fait exceptionnels qui ont pu de temps en temps la simuler : un abcès du médiastin (Haygarth) ; le déplacement ou la compression du cœur par suite de la tuméfaction de quelqu'organe de l'abdomen (Brera, Averardi) ; et je passe immédiatement à la discussion des opinions dont je n'ai été que le très-faible et très-indigne historien.

DISCUSSION

Depuis un siècle, l'angine a servi de champ-clos à de nombreuses luttes scientifiques, et les plus brillantes illustrations n'ont pas dédaigné de se donner rendez-vous sur ce terrain. Aussi, quand je viens à mon tour respirer la poussière du tournoi, j'ai honte de mon insuffisance, et j'éprouve le besoin de demander grâce pour ma témérité. Voici en deux mots ma justification : j'ai appris qu'un grand édifice est en voie de construction ; et j'ai voulu, travailleur obscur, mais dévoué, apporter ma modeste pierre à l'édifice.

Après ce préambule, je relis attentivement l'inscription légendaire de chaque drapeau et le nom des combattants :

1° Altérations diverses: Rougnon, Haygarth, Brera, Averardi.

2° Une affection goutteuse (des organes thoraciques) : Elsner, Butter, Schmidt, Stoeller. (de l'estomac): Macqueen.

3° Diverses lésions du cœur ou de ses dépendances les plus prochaines: Wall, Fothergill, Parry, Jenner, Kreisig, Frank, et à certaines conditions Laennec (assez souvent), M. Bouillaud (la plupart du temps).

4° Affections nerveuses : Héberden, Hamilton, Macbride, Baumes, Desportes, Jurine, Laennec (très-souvent), M. Bouillaud (quelquefois).

PREMIÈRE CATÉGORIE.

Altérations diverses. — Selon le docteur Rougnon, la cause la plus ordinaire de l'angine consisterait dans l'ossification des cartilages des côtes, laquelle, en ne permettant pas au poumon une dilatation suffisante, maintient dans le ventricule droit et dans les vaisseaux qui y correspondent une trop grande quantité de sang veineux. Jurine a répondu victorieusement en faisant observer que cette ossfication, trés-fréquente chez les vieillards, devait toujours donner lieu à l'angine, ce qui n'est pas; et en démontrant de plus que l'on a très-souvent rencontré l'angine en l'absence (bien constatée par l'autopsie) de cette même ossification.

Devra-t-on, en bonne conscience, supposer que l'angine a pour cause *habituelle* un abcès, comme celui qui a été trouvé dans le médiastin par le docteur Haygarth? mais ici, il y a eu frisson au début, et plus tard fièvre intense. L'accès a duré plusieurs jours; et même, après une certaine rémittence, n'a laissé qu'une santé chancelante pendant plusieurs mois. Enfin, l'autopsie a fourni la preuve d'un épanchement purulent, caractère qui explique bien la douleur sous-sternale et l'oppression, mais qui est complétement étranger à l'angine légitime.

Je fais les mêmes réserves pour le déplacement ou la compression du cœur (Brera, Averardi), par suite de la tuméfaction de quelqu'organe de l'abdomen. Le gonflement anormal du foie, de la rate, etc., l'ascite ou la péritonite, etc., pourront bien réagir sur la cavité thoracique en produisant aussi la sensation suffocante, mais jamais sans avoir sollicité l'attention du médecin par des indices non équivoques de leur présence.

Donc, l'angine, telle que nous la comprenons, n'appartient pas à la première catégorie.

DEUXIÈME CATÉGORIE.

Une affection goutteuse des organes thoraciques ou de l'estomac.

Avant d'aller plus loin, entendons-nous. La goutte, au point de vue des auteurs sus-nommés, n'est plus l'arthrite franche et pure, s'attaquant aux petites articulations; mais bien une forme nouvelle, erratique, complexe; faisant élection de domicile sur la fibre musculaire ou sur les viscères; en un mot une affection qui est le sosie du rhumatisme, si ce n'est le rhumatisme lui-même. Or, le rhumatisme, d'après les notions les plus accréditées, coïncide toujours avec une affection du cœur; et nous devrions, si l'angine et lui ne sont que les deux faces d'une même entité morbide, reporter cette dernière dans notre troisième catégorie, celle des lésions du cœur. De plus, le rhumatisme présente fréquemment, dans sa marche et dans ses diverses formes, des caractères spéciaux qui le rapprochent tellement des névroses, que la parité, dans certains cas, ne semblerait pas inadmissible; et alors nous rentrons dans la quatrième catégorie du tableau ci-dessus, celle des affections nerveuses, dont nous aurons à nous occuper plus tard.

Sous bénéfice de ces observations, cherchons si la goutte remontée ou rétrocédée peut suffire à l'explication complète de l'angine.

Tout d'abord, je pose carrément mes caractères différentiels: la goutte a soin de prendre toutes ses précautions pour sa déclaration de guerre. Elle a d'habitude son époque d'invasion, souvent le printemps; son heure, le soir ou la nuit; son âge préféré, vingt-cinq à quarante ans; son avant-garde, une avant-garde qui certes ne passe pas incognito, à savoir: malaise général, chaleurs insolites, spasmes fugaces, soubresauts des tendons, accablement plus ou moins marqué des organes splanchniques, aridité de la peau. Du côté du ventre, gêne oppressive à la région épigastrique, aigreurs, flatulences, éructations, borborygmes, gaz rendus par l'anus. Dans les organes sensoriaux, troubles de l'intelligence, joie, ou mélancolie ou colère; trouble des sensations, bluettes, dureté de l'ouïe ou bourdonnements. Du côté des organes thoraciques, accélération des battements du cœur et des mouvements respiratoires. Puis, quand vient l'attaque, elle ne dure pas seulement quelques instants, mais bien plusieurs heures, diminuant d'intensité vers le matin, sans pourtant cesser complétement; puis reparaissant encore le soir; pendant un certain nombre de jours variable, jusqu'à ce que les accès devenus de moins en moins violents, se suppriment d'une manière définitive, ou transportent subitement la scène dans toute autre région.—Le caractère qui domine ce paroxysme ou plutôt cette série de paroxysmes est celui-ci: une fois que la fluxion goutteuse est bien établie, la crise douloureuse sélève en un point fixe; elle est plus ou moins vive, mais toujours *sans irradiation lointaine*—Et d'autres signes concourent encore à éclairer le diagnostic: 1° le danger relativement moins redoutable que dans l'angine — 2° la très grande facilité de déplacement de cette douleur, qui lui permet de voyager, et d'envahir successivement des organes éloignés et de nature bien différente, tels que des articulations ou des viscères — 3° enfin, après plusieurs attaques, confirmation évidente de la tendance qui existe dans l'économie à la formation de sels calcaires.

Ce n'est pas tout encore.— Je suppose qu'un sujet dont les parents n'ont jamais été atteints d'affections goutteuses rhumatismales, et qui lui-même a toujours joui sous ce rapport d'une immunité parfaite, ressente à l'improviste les symptômes de l'angine, à qui viendra-t-il la pensée d'attribuer des accidents non erratiques, fixes et casaniers, à la fantasque pérégrination de quelqu'humeur âcre et cosmopolite, ou de ce vent, voyageur interne, que les médecins du Japon se flattent d'extraire par une piqûre plus ou moins profonde?

Et maintenant voici ma conclusion : l'angine n'est point simplement une des nombreuses formes de la goutte, puisqu'on la trouve souvent seule et sans aucune trace de cette dernière, soit dans le passé, soit dans le présent. Et nous nous empressons de nous inscrire contre cette dénomination d'affection goutteuse qu'on a voulu lui imposer. Gardons-nous pourtant d'être exclusif. En mainte circonstance, une certaine influence de la diathèse goutteuse sur le développement de l'angine a paru incontestable— Comment s'est elle exercée, c'est ce que nous ne saurions expliquer, puisque nous ne possédons que des connaissances très-insuffisantes sur le mode suivant lequel est affecté dans la goutte l'organe d'où provient le mal. Mais nous tenons à constater le fait par respect de la vérité, tout en protestant contre l'opinion par trop absolue des auteurs qui ne reconnaissent guère d'autre cause à l'angine que l'affection goutteuse fixée sur quelqu'organe de la poitrine ou du ventre.

TROISIÈME CATÉGORIE.

Diverses lésions du cœur ou de ses dépendances les plus prochaines. — J'ai déjà dit deux mots sur ce sujet. J'y reviens, parce que, premièrement, je n'ai fait qu'effleurer la question, secondement, parce que l'opinion qui attribue l'angine à des altérations de l'organe central de la circulation, a de très nombreux partisans, à la tête desquels figurent des observateurs d'un mérite exceptionnel.

Pour voir si cette idée a raison, nous divisons notre chapitre, et nous mettons en présence les appréciations :

A. — Les uns, Wall, Fothergill, Parry, Jenner, Kreisig, Frank, soutiennent que l'angine a pour point de départ; soit une accumulation de graisse sur le péricarde et sur le cœur, soit, bien plus souvent, une ossification des artères coronaires.

A cet égard, nous ferons observer, d'une part, que rien n'est plus fréquent que l'accumulation du tissu graisseux dans nos organes à une certaine période de la vie. Combien de fois le cœur lui-même ou ses dépendances ont subi cet *infarctus* dans de très-notables proportions, sans en être influencés d'une manière fâcheuse ! De plus, cette cause étant permanente, devrait produire un effet semblable à elle, et comme elle, permanent, c'est-à-dire une gêne non interrompue de la circulation, sans préjudice des accroissements éventuels de cet état morbide. Et c'est précisément ce qui n'a pas lieu dans l'angine.

Nous remarquerons, d'autre part, pour ce qui concerne l'ossification des artères coronaires : qu'on a souvent rencontré l'angine sans l'ossification de ces artères, et réciproquement l'ossification sans l'angine.

Qu'en tout cas, l'ossification n'est nullement proportionnelle à la gravité des symptômes, puisqu'on l'a trouvée tantôt nulle ou peu étendue, quoique les crises eussent été formidables ; tantôt, au contraire, presque maîtresse de la totalité des artères coronaires, avec des crises beaucoup moins caractérisées ; qu'elle est relativement assez rare à l'époque de la vie où surgit l'angine, et qu'elle devient incomparablement plus fréquente dans l'extrême vieillesse, sans que pourtant l'angine en soit la conséquence nécessaire et inévitable (résultat tout-à-fait inverse de celui qui découlerait de l'hypothèse que nous discutons) ; que l'ossification s'en prend aussi bien à la femme qu'à l'homme, quoique la première soit réellement bien moins accessible à l'influence de l'angine.

Et qu'enfin, comme nous le disions pour l'accumulation graisseuse, une cause permanente attaquant l'organe central de la circulation devrait y amener des troubles permanents qui retentiraient dans les fonctions circulatoires, caractère qui dans l'angine brille bien souvent par son absence.

Les autres auteurs (citons Morgagni, Laënnec, Bertin et Bouillaud, Rostan, etc.) qui attribuent l'angine, les uns presque toujours, les autres un peu moins souvent, à une lésion du cœur ou de ses dépendances, ne se contentent pas, comme explication, de l'ossification des artères coronaires ou de l'accumulation graisseuse. Ils élargissent considérablement l'horizon, d'où l'on peut, selon eux, découvrir cette maladie, puisqu'ils lui assignent pour siége non moins fréquent et non moins habituel, soit l'intérieur du cœur lui-même, soit l'origine des gros vaisseaux. Et cette opinion des princes de la science s'appuie sur des masses d'observations qui démontrent la coexistence, en mille circonstances, de l'angine avec diverses lésions de ces organes, et qui la font même dépendre de ees causes.

Mais en sera-t-il toujours ainsi ? et l'angine ne saurait-elle exister séparément, en dehors de toute escorte néfaste venant de ce côté ?

A la question ainsi posée, nous répondons :

1° Les premières attaques de l'angine (anxiété et douleurs sous-sternales subites avec irradiations) ont souvent envahi la santé la plus luxuriante, quand l'organisme était bien réellement vierge de tout trouble circulatoire.

2° Elles n'ont, dans ces cas particuliers, laissé derrière elles aucun vestige de leur passage, et la vie a pu se continuer longtemps, très longtemps même, en l'absence fréquemment, constatée de lésions appréciables.

3° Elles affectent dans leurs irrégularités, dans leurs bonds inattendus, dans leurs saccades, si l'on peut dire, une brusquerie caractéristique, qui n'a pas le temps de ressembler aux habitudes plus lentes, aux allures bien moins fantasques des altérations du cœur ou des gros vaisseaux (revoir plus haut comme point de comparaison l'article : Affections du cœur et dépendances,)

4° Enfin, parfois elles sont muettes en face de l'autopsie, ne révélant absolument aucun désordre du côté des grands organes qui nous préoccupent en ce moment.

Par suite de ces objections, qu'allons-nous conclure? Que l'angine se joue tout autour du cœur sans y pénetrer aussi souvent que le prétendent les auteurs ci-dessus nommés? Non, assurément, mille fois non. — Nous déclarons, au contraire, que les affections du cœur sont les compagnes très assidues de l'angine, et qu'elles lui donnent fréquemment le coup d'épaules pour la mettre en branle; mais qu'elles seraient cependant *impuissantes à la justifier, à la légitimer toujours et quand même.* — Cela dit, il nous faut chercher ailleurs 'élément inconnu qui nous échappe, et j'attaque l'appréciation de la quatrième catégorie.

QUATRIÈME CATÉGORIE.

Affections nerveuses — Les opinions qui partent de cette classification se décomposent de la manière suivante :

Heberden, après la relation de ses observations particulières sur l'angine, se prononce pour un état spasmodique qu'il définit du reste assez vaguement — Il termine en disant: il est « très-probable qu'un violent spasme est la véritable cause « de cette affection. »

Et Robert Hamilton, sans rechercher si cette opinion est très-explicite, l'adopte purement et simplement.

Macbride essaie de l'approfondir : « En admettant, dit-il, « que le spasme soit la cause de tout le désordre, il n'est pas « facile pour cela d'assurer quels sont les muscles qui sont « particulièrement affectés — Le sentiment violent de strangulation ou d'étouffement qui indique une interruption de la « circulation dans les poumons pendant le paroxysme ; la « singulière constriction douloureuse qui a lieu sous le sternum, et qui se porte, selon l'observation d'Héberden, vers « le côté gauche; et la sensation accablante et inquiétante qui « menace d'une mort prompte, pourraient autoriser à croire « que le cœur même est la partie affectée. — Les phénomènes « que deux ouvertures de cadavres ont offerts viennent encore « à l'appui, et prouvent que *cet organe est alors dans un « état de spasme* »

Baumes se rallie complétement à cette manière de voir : « il faut, selon lui, que le cœur lui-même soit le siége du « spasme; — dans ce cas, la constriction spasmodique n'aura « lieu qu'à un degré peu considérable, toutes les fois que le « paroxysme n'est suivi d'aucun fâcheux évènement; car (ce « sont ici les expressions textuelles de Macbride) une affection « de ce genre qui continuerait avec violence un certain temps « et dans un pareil organe, ne pourrait manquer de devenir « mortelle ; et, en effet, autant qu'on a pu le remarquer, les « personnes attaquées de cette maladie sont en général mor- » tes subitement. Il ajoute pour terminer, quelle est la cause « de ce spasme violent, qui parvient quelquefois à une inten- « sité telle, qu'elle occasionne une mort subite? ce sont toutes « celles de la névralgie, etc., etc. »

Desportes soutient chaleureusement que l'angine est une névralgie du pneumo-gastrique ou des nerfs cardiaques; du premier principalement, ou de tous les deux ensemble; laquelle névralgie constitue selon lui le premier stade de la maladie, en l'absence de toute lésion organique. Et il explique les diverses irradiations de la douleur (qu'elles soient cervicales, humérales, brachiales, abdominales, ou même plus lointaines), par l'infinité d'anastomoses inextricables et de connexions nerveuses. A son point de vue, ce n'est qu'au second stade qu'apparaissent des altérations fonctionnelles des poumons et du cœur. « On pourra dire avec quelque raison, « s'écrie-t-il, que d'abord la maladie est bornée uniquement « aux filets des plexus ; mais qu'il est bien difficile qu'ils res- « tent ainsi malades pendant quelque temps, sans que les or- « ganes auxquels ils se rendent s'en trouvent lésés à leur tour. « Et la preuve par analogie, se tire de ce qui se passe dans « quelques névralgies de la face, des membres, etc... »

— Laënnec s'associe à ce système : « Le docteur Desportes, « écrit-il, a émis, il y a quelques années une opinion analogue « à celle que je soutiens ici sur la nature et le siége de l'an- « gine de poitrine : il en place le siége dans le nerf pneumo- « gastrique. Je crois que ce siége peut varier, ou plutôt l'ob-

« servation montre qu'une névralgie dont le siége est dans « des nerfs différents peut donner lieu aux mêmes symptômes. « Ainsi, lorsqu'il y a à la fois douleur dans le cœur et dans le « poumon, on doit penser que le nerf pneumo-gastrique est « le siége principal de la maladie. Quand au contraire il y a « simplement sentiment de pression dans le cœur, sans dou- « leur dans le poumon et sans gêne extrême de la respiration, « on pourrait plutôt croire que le siége de la maladie est dans « les filets que le cœur reçoit du grand sympathique. D'autres « nerfs, d'ailleurs, sont affectés en même temps, soit sympa- « thiquement, soit à raison de leurs anastomoses avec ceux « qui sont le siége principal de la maladie. Les nerfs nés du « plexus brachial, et surtout le nerf cubital, le sont presque « toujours; souvent aussi les thoraciques antérieurs, nés du « plexus cervical superficiel ; quelquefois même ceux qui nais- « sent des plexus lombaire et sacré, puisque la cuisse et la « jambe participent dans certains cas à l'engourdissement dou- « loureux. J'ai même vu l'angine de poitrine exister seulement « du côté droit de la cavité thoracique, auquel seul le malade « rapportait l'oppression. Il y avait en même temps engour- « dissement, souvent très-douloureux, dans le bras, la jambe, « et le cordon spermatique du même côté; et dans les pa- « roxismes, il y avait un gonflement notable du testicule. A « peine quelque douleur se faisait sentir dans la région du « cœur; mais les redoublements étaient accompagnés de pal- « pitations assez fortes, sans signes de lésion organique de ce » viscère.—L'espèce et la variabilité des symptômes de l'an- « gina pectoris confirment encore l'opinion que nous défen- « dons ; car on sait que les névralgies dont la nature est la « moins équivoque ; la goutte sciatique ou le tic douloureux, « par exemple, produisent, à des degrés divers, des effets aussi « variés, et les mêmes que ceux de l'angine de poitrine ; c'est- « à-dire douleur aiguë, torpeur douloureuse, simple engour- « dissement dans le trajet du nerf affecté, et quelquefois spasme « ou gonflement sub-inflammatoire des parties auxquelles il se « distribue. »

— Jurine résume en ces termes son opinion sur la cause de l'angine : 1° « La cause essentielle de cette maladie dépend « d'une affection des nerfs pulmonaires... etc. » (Revoir cette opinion très-importante que j'ai déjà consignée dans tous ses détails, pages 54 et 55). M. Bouillaud, après avoir consacré à l'étude des opinions de ses devanciers cette sagacité d'analyste qui le distingue, formule sa manière de voir, comme suit :

« Ex analysi opinionum de natura anginæ pectoris conse-« quitur, hunc morbum inter neuroses adnumerandum esse.

« Varii autem morbi, sub hoc nomine ab auctoribus enar-« rati, nunc ad activas, nunc ad passivas neuroses spectant.

« Modo in nervis exterioribus thoracis, necnon in nervis « phrenicis, modo in plexibus pulmonalibus, seu cardiacis, se-« dem læsiones habere videntur.

« Læsiones circulationis, V. G., animi deliquium palpita-« tiones, etc., affectum nervorum cardiacorum significant.

« Læsiones autem respirationis, nunc pneumo-gastrici, « nunc nervorum intercostalium, nec-non phrenicorum affec-« tum denuntiant.

« Sensus constrictionis, seu angustiæ pectoris, illæsis moti-« bus thoracis, quem clar. Jurine observavisse affirmat, affec-« tum ne plexuum pulmonalium præcipue denunciat?

« Dolor acutus, lancinans, radians, cum impedimento no-« tabili motuum respiratoriorum, contra, prænuntiatne inter-« costalium neć non diaphragmaticorum affectum?

« Huic questioni affirmatissime respondere præmaturum et « audaculum foret; verumtamen non possum non dicere do-« lori, dyspnœæ, angustiæ pectoris, anxietati, quæ secum tra-« hit pleuritis, præsertimque pleuritis diaphragmatica ab « amico meo doctore Andral luculenter descripta, cum sym-« ptomatibus anginæ dolorificæ pectoris maximam esse similitu-« dinem. Porro mihi dubium non est (cum pleura suapte na-« tura sit insensibilis), quin dolores pleuritici seu nervis inter-« costalibus seu phrenicis insideant. Hinc sequitur haud absur-» dum esse arbitrari dolores acerbissimos, anginæ pectoris « socios, in iisdem nervis sedem habere.

« Quidquid id est, angina pectoris, generatim habita, ad « neuroses simplices aut complicatas respirationis et circula- « tionis organorum attinet, ideoque inter varias læsiones e « quibus asthma oriri potest adnumeranda. »

Ainsi donc, *spasme*, *névralgie*, *névrose*, voilà bien, si je ne me trompe, tout ce qui se trouve, sauf les complications, au fond de notre creuset analytique, quand nous prenons les choses au point de vue des affections nerveuses.—Mais qu'est-ce qu'un spasme, une névralgie, une névrose? Sommes-nous bien sûrs de nous entendre de prime abord sur la valeur constante, invariable, et sur le sens réel de chacune de ces démonstrations? Le spasme (contraction musculaire involontaire, tonique ou clonique), tantôt maladie, tantôt symptôme? La névralgie (éclairs de douleurs, *fulgura doloris* de Contugno) qui découle de tant de sources? Et la névrose, terme générique si vague, qu'il désigne, tout à son aise, une classe entière d'affections morbides? En vérité, j'ai peur de m'engager dans une querelle de mots, à propos d'une simple définition; et n'osant prendre en main ce prisme aux mille facettes qu'on appelle classification des maladies nerveuses, j'entre en matière sans autre préambule.

QU'EST-CE QUE L'ANGINE DE POITRINE?

L'angine est une affection dont l'expression principale est la forme convulsive. Elle dépend d'une lésion partielle de l'axe cérébro-spinal, de ses membranes, ou des nerfs qui en émergent.

Elle a pour siége les portions de cet axe les plus voisines de la base du crâne, surtout celles qui lient le cerveau au reste de l'appareil, y comprises bien entendu et tout particulièrement les origines des nerfs pneumo-gastriques et peut-être aussi parfois des autres nerfs servant à la respiration.

Elle a pour cause une congestion sanguine subite, ou l'augmentation brusque d'un état congestif antérieur.

Développons cette proposition :

Nous avons dit beaucoup plus haut que l'angine résulte de

tout agent qui fait battre le cœur ou surexcite l'innervation; et nous avons signalé comme causes une vive impression morale un exercice violent, un travail digestif surexcité, etc. Mais quels sont, je vous prie, les effets de chacune de ces situations? N'est-ce pas, en tout état de choses, de faire battre le cœur et plus vite et plus fort? La colonne sanguine arrive rapide vers le cerveau et vers la partie supérieure de la moelle épinière. De là, plénitude, état congestif, puisque les voies ordinaires de la circulation, à savoir les artères carotides et les vertébrales, doivent, à elles seules, satisfaire à ce transport surabondant. Or, ces canaux, au moment où ils arrivent aux centres nerveux, n'ont pas encore, malgré quelques courbures, parcouru un bien long trajet depuis le point de départ. Ils reçoivent et transmettent énergiquement dans leur sphère d'action l'impulsion accélérée des battements du cœur. De plus, et c'est Bichat qui en fait la remarque, toutes les divisions vasculaires principales, communiquant par de larges et fréquentes anastomoses, occupent la base de l'organe cérébral, et se trouvent placées entre lui et des surfaces osseuses; de telle sorte que le mouvement circulatoire, répercuté de toutes parts, se porte en entier sur la masse encéphalique, et y produit une excitation d'autant plus vive. Mais, qu'on ne l'oublie pas, dans la situation où nous nous sommes placés, nous n'avons plus affaire seulement à l'excitation normale, excitation déjà considérable, indispensable au jeu d'organes qui fonctionneraient régulièrement. Nous avons choisi un moment d'excès, d'exagération soudaine. Cette masse sanguine inaccoutumée, si elle n'a qu'une abondance ou une force d'impulsion médiocre, pourra bien, quand elle dirigera ses efforts vers la partie des centres nerveux qui préside à la respiration, ne produire d'abord, comme conséquence fâcheuse, qu'une fatigue (oserai-je dire?) qu'une sorte de courbature de ce système au-delà de certaines limites, elle devient une source d'irritation qui retentit au loin et qui provoque la convulsion.

Récapitulons : il y a dans l'invasion de la crise angineuse

deux aspects bien distincts : 1° Si la congestion sanguine est fougueuse, la région ainsi envahie par cette surcharge inattendue se trouve influencée et irritée à tel point que l'état convulsif s'établit à l'instant même ; 2° Si la congestion est plus faible ou plus lente, elle ne produit qu'une irritation sur un point plus ou moins étendu de l'arbre cérébro-spinal ; mais cette irritation force ce même point à dépenser et à envoyer dans son rayonnement d'action une plus grande quantité de stimulus nerveux ; et le résultat final de cette exagération fonctionnelle est d'entraîner encore, par voie indirecte, une nouvelle accélération des battements du cœur ; tant et si bien que les deux systèmes, circulatoire et nerveux, tour à tour cause ou effet, reçoivent un ébranlement qui les fatigue et les use. Quant au caractère de la douleur qui a lieu *intra pectus* dans ce dernier cas, cas simplement préparatoire de la véritable crise angineuse, je ne puis m'empêcher de trouver qu'il a quelqu'analogie (mais analogie d'aspect seulement, j'ai hâte de le dire) avec ce retentissement pénible que l'on éprouve vers les extrémités digitales toutes les fois qu'un choc ou une pression violente s'exerce au coude sur le trajet du nerf cubital.

A l'appui de cette hypothèse sur la cause rapide ou lente de la convulsion, j'emprunte un autre argument à la manière dont s'opère la circulation cérébrale :

Quatre canaux (carotides et vertébrales) sont chargés de porter la vie au cerveau. Suivons-les, et examinons comment ils se comportent. Quoique volumineux, nous les voyons se refuser à toute division importante avant de pénétrer dans le crâne, comme s'ils avaient ordre de réserver toutes leurs forces pour l'organe cérébral. Une fois parvenus à destination, les voilà qui s'abouchent bien vite, bien largement, de deux en deux, carotide avec carotide, vertébrale avec vertébrale, sans compter la communication qui aura lieu un peu plus tard entre les branches antérieures et les branches postérieures. Et ce qui nous frappe particulièrement, c'est cet empressement à s'anastomoser *entre gros troncs,* disposition unique dans toute l'économie, surtout si l'on considère le volume des vertébrales au moment de leur jonction. Pourquoi, donc cette particularité? Il semble que la présence de ces grands confluents concentrateurs soit une précaution, une garantie contre tout éparpillement prématuré du torrent sanguin dans le plus impressionnable de nos organes. Mais cette sauve-garde protectrice, ce barrage a bien aussi, selon nous, son inconvénient : c'est de maintenir et de perpétuer localement, par la présence de la masse liquide, une excitation vive. Et quand viennent les circonstances où le cœur est forcé de fonctionner outre mesure et de débiter plus de sang, n'est-il pas à craindre qu'il y ait accumulation et rétention dans les susdits réceptacles, et par suite état congestif de toute la région environnante; jusqu'à ce que les divisions et subdivisions infinitésimales de ces gros vaisseaux, agissant comme les petits déversoirs des grandes rivières, aient pu suffire à l'écoulement et à la distribution régulière de ce trop plein de liquide?

Ce n'est pas tout encore. Ce même liquide, versé en trop grande quantité dans les milliers d'artérioles microscopiques qui inondent l'appareil cérébral, ne peut manquer, à son tour, d'étendre la surexcitation sur la généralité de l'organe, à l'intérieur aussi bien qu'à l'extérieur; et de tourmenter plus ou moins la masse encéphalique par une prépondérance sanguine perturbatrice.

Je désire attirer un instant l'attention sur la disposition anatomique des vaisseaux qui entourent la moelle allongée. Cette disposition me paraît pleine d'enseignement :

Ce sont d'abord les artères vertébrales, qui, après avoir côtoyé *latéralement* la moelle vers les éminences pyramidales et olivaires, vont s'anastomoser *antérieurement* pour la formation du tronc basilaire.

Puis, les spinales postérieures qui commencent aussi par une direction *latérale.*

Et les spinalees antérieures, plus volumineuses, qui décrivent *en avant* leurs courtes flexuosités jusqu'au trou occipital.

Enfin, les cérébelleuses inférieures, qui, recourbées fortement en bas, contournent la moelle *en arrière*.

Ne trouvez-vous pas, quand même je ferais abstraction du réseau anastomotique des artérioles, ne trouvez-vous pas que la distribution de toutes ces artères forme comme un collier à plusieurs rangs qui enguirlande la moelle, sur laquelle il se replie à maintes reprises ; et que la région soit merveilleusement riche en vaisseaux sanguins ?

Et puisque cette région si délicate, si impressionnable, est très-vasculaire, ne vous semble-t-il pas que la congestion y soit des plus imminentes sous l'effort du plus simple mouvement sanguin ?

Notez d'ailleurs que les membranes recevront, elles aussi, leur part de cet engorgement plus ou moins éphémère.

Or, toute congestion de l'appareil cérébro-spinal ayant pour résultat de troubler plus ou moins profondément la fonction nerveuse qui obéit à cet appareil, comment le pneumo-gastrique aurait-il seul le privilége d'échapper à la loi commune en maintenant intactes ses origines, et de conserver son invulnérabilité au milieu de toutes les souffrances qui l'environnent ?

Quant à moi, je n'hésite pas à poser cette assertion par rapport à ce nerf : il y aura trouble plus ou moins grave de la respiration, tant que la congestion sanguine pèsera sur ses origines ou dans le voisinage ; et le trouble sera proportionnel à l'effort congestif. Poussée à l'extrême, la congestion amènera l'état convulsif, dont la mort pourra être la terrible et suprême conclusion.

Cette tentative d'explication des phénomènes qui se passent vers la partie supérieure de la moelle, quand il y a de ce côté un effort congestif, pourrait-elle jusqu'à un certain point s'appliquer aussi à l'appréciation de la gêne qui atteint parfois les nerfs intercostaux ? Nous croyons devoir répondre par l'affirmative. En effet, la moelle rachidienne, d'où émanent ces nerfs, reçoit ses vaisseaux de l'artère vertébrale. Si cette vertébrale est gorgée, les vaisseaux qui lui servent de déversoir par en bas, ont chance, à leur tour, de participer à l'engorgement supérieur. Or, ces vaisseaux (une spinale antérieure et deux spinales postérieures) s'envoient tout autour de la moelle d'innombrables petites anastomoses, fournissant largement au névrilême, aux membranes et à la substance médullaire elle-même. Ils établissent la circulation dans toute la longueur d'un tube osseux, étroit et inélastique, doué d'une résistance invincible. Si l'on tient compte de ces considérations, il sera facile de soupçonner *a priori* : 1° que toute irruption sanguine dans les régions supérieures pourra avoir pour résultat secondaire une congestion compressive de la moelle et de ses membranes; 2° que cette congestion devra entraver plus ou moins l'action des nerfs rachidiens qui vont animer les muscles respirateurs.

Deux mots seulement pour résumer cette appréciation sur la nature de l'angine. Quand j'attribue cette affection à une congestion locale de l'axe cérébro-spinal, je demande surtout que l'on n'oublie pas qu'à mon point de vue :

Cette congestion est essentiellement éphémère, mais qu'elle peut se répéter indéfiniment;

Qu'elle ne va pas jusqu'à l'épanchement sanguin, pas même jusqu'à la production d'un état inflammatoire aigu de l'encéphale ou de ses membranes;

Mais qu'elle détermine, dans une portion de ce système indispensable à l'existence, une stimulation funeste, un ébranlement à divers degrés d'énergie qui aura pour résultat : ou bien la mort immédiate par convulsion foudroyante, ou bien la perturbation lente et graduelle de la fonction nerveuse, préparant de longue main la crise convulsive finale.

Voyons maintenant si ce programme saura suffire à l'explication des phénomènes les plus caractéristiques; et pour ce faire, reprenons une à une les principales causes prédisposantes, un à un les principaux symptômes :

1° EXAMEN DES CAUSES PRÉDISPOSANTES.

a. **Sexe.** Les femmes sont rarement atteintes de l'angine.

Ne serait-ce pas, parce que le sexe possède des organes d'une sensibilité, d'une délicatesse exquise, qui jouent un rôle très-important dans la première période de la vie, et dont les fonctions multiples agissent à la manière des dérivatifs les plus puissants? C'est d'abord la menstruation, puis viennent la grossesse, la parturition, l'allaitement. On ne manquera pas de m'objecter que ces fonctions cessent de s'accomplir, précisément à l'époque où l'angine fait d'habitude sa première apparition. D'accord; mais, à cet âge, la partie la plus active, la plus passionnelle de l'existence féminine est terminée; et celle qui commence est destinée à des sensations ordinairement beaucoup plus paisibles. Que si, à cette époque, quelqu'effort morbide doit faire irruption, ne sévira-t-il pas de préférence sur les organes qui ont le plus fatigué, le plus souffert antérieurement, tels que les seins ou l'utérus? Chez l'homme, au contraire, l'existence s'est toujours concentrée dans la tête, le cœur ou l'estomac; et (notez bien ceci) sans aucune compensation révulsive. Qu'y aurait-il donc d'étonnant à ce que ces organes se trouvassent relativement plus usés et plus détériorés par un exercice fonctionnel prolongé, et offrissent ainsi plus de prise aux affections qui s'adressent à la maturité de l'âge? Or, nous savons que l'angine relève de cette catégorie.

b. Age. C'est surtout pour la dernière moitié de l'âge mûr et pour la vieillesse que l'angine réserve ses rigueurs. Il me semble que l'on pourrait expliquer ce fait incontestable. Dans la jeunesse, notre organisme est exubérant de force et de vitalité. Dès qu'une cause quelconque précipite les battements du cœur ou exige de l'innervation une dépense exagérée, bien vite l'équilibre se rétablit, grâce à la puissance merveilleuse de ces jeunes organes, jusqu'ici vierges de toute atteinte. Mais en sera-t-il toujours de même? La résistance, si vaillante qu'elle soit, perd chaque jour un peu de terrain dans cette lutte incessante. Ce cœur, travaillé par tant d'excitations, est peut-être bien près de s'hypertrophier ou de contracter toute autre lésion. Ce système nerveux, sollicité par tant de secousses, s'allanguit peu à peu, ou s'épuise en efforts de réaction insuffisante. Et cependant nous n'en sommes pas encore à l'époque normale où l'impressionnabilité commence à s'émousser pour faire silence plus tard. Chez l'homme, la vieillesse est tardive sous ce rapport; et la maturité de l'âge est souvent pour lui l'heure très peu propice d'un redoublement d'activité fébrile. Les devoirs qui incombent au chef de famille, les travaux, les soucis, l'ambition, que sais-je? des passions peut-être mal éteintes et souvent des habitudes intempérantes surchargent cette période de son existence. Vous paraît-il, dites-moi, qu'en de telles circonstances, il devienne accessible aux mille influences délétères qui s'exercent en nous ou autour de nous, et que l'angine puisse trouver l'occasion d'un développement facile?

c. Tempéraments. La plupart des auteurs admettent que les constitutions qui semblent les plus favorables à l'invasion de l'angine se distinguent par le peu de longueur du cou, la coloration de la face et une certaine tendance à l'embonpoint, avec une grande activité ou mobilité d'esprit. Cette assertion, si elle est acceptée, simplifie singulièrement ma tâche sur la question des tempéraments, et me laisse bien peu de choses à dire. En effet, la présence de ces signes caractéristiques démontre jusqu'à l'évidence la prédominance du système sanguin, jointe à une surexcitation habituelle des grands centres nerveux; et fournit un nouveau point d'appui à la théorie que je propose sur la nature congestive de l'angine.

d. Alimentation, habitudes, passions. — « Les per-
« sonnes qui mangent beaucoup, dit M. Rostan, sont lourdes,
« peu irritables, assoupies, disposées à l'apoplexie et à toutes
« les congestions intérieures. Le sang est plus riche, plus
« compact, son cours est accéléré; l'impulsion des battements
« du cœur et des artères est plus forte et plus vive. La consti-
« tution sanguine et même pléthorique, doit être favorisée et
« même produite par ce régime alimentaire; et s'il est le plus
« généreux, il traîne aussi à sa suite un grand nombre d'in-
« convénients. »

Je m'empare de ce jugement de l'un de nos maîtres pour mieux faire comprendre l'influence pernicieuse que j'attribue à une alimentation trop riche sur le développement de l'Angine. Et voici comment j'argumente : Dès que l'estomac est chargé de principes stimulants, une surexcitation insolite domine tout l'organisme. Si la respiration se précipite et si la circulation s'accélère, ces signes n'annoncent-ils pas que la porte est ouverte aux mouvements congestifs, principalement du côté de l'encéphale, puisque la face rougit, et que l'intelligence est modifiée momentanément, soit par exaltation, soit par allanguissement ? Cet état, il est vrai, n'est que passager ; mais comme il s'accompagne la plupart du temps d'un sentiment de satisfaction et de bien-être, on en désire le retour, et l'on se trouve encouragé à recommencer l'épreuve des préparations de haut goût, et peut-être aussi (*horresco referens*) de boissons spiritueuses les plus énergiques. Oh ! prenez garde alors; car l'habitude va venir, et va créer de nouveaux besoins plus impérieux. La sensation attendue est plus lente à se produire, elle a déjà perdu de sa vivacité première. Pour la retrouver entière, il faut maintenant une dose de stimulation plus grande et progressivement croissante, et voilà l'abus qui se glisse en tapinois. C'est alors qu'en présence d'un système nerveux sans cesse perturbé, les congestions deviennent de plus en plus triomphantes, surtout chez les sujets de constitution pléthorique, ayant un cœur volumineux et très actif, qui pousse le sang avec impétuosité dans les viscères. Mais que sera-ce donc, bon Dieu ! si nous avons des habitudes d'oisiveté qui nous condamnent au repos et nous empêchent de dissiper par un exercice salutaire une partie de cette surabondance vitale ? Fothergill soutenait que la principale cause de l'angine réside dans la vie sédentaire jointe à l'usage d'aliments très succulents, en produisant une obésité fatale. Sans accepter intégralement cette conclusion, je crois, quant à moi, que l'inactivité musculaire, principalement si elle s'unit à une grande contention d'esprit, contribue à rendre plus puissante la prédisposition ci-dessus indiquée. Et nos passions? n'est-ce pas d'elles, en vérité, qu'on peut dire avec raison qu'elles sont le grand levier de la machine humaine? Mais où en est le siége? Dans le centre phrénique? ou dans le cerveau? Maintes fois on a dit que les ébranlements suscités par les passions ont leur point de départ dans l'un des plexus ganglionnaires qui président aux diverses fonctions de l'abdomen; ou bien encore dans les nerfs cardiaques qui commandent aux battements du cœur; maintes fois, au contraire, dans l'arbre nerveux de la vie de relation. Quant à nous, nous croyons superflu de nous engager sur ce terrain, et de discuter la question de savoir si les passions naissent dans le ventre, dans le cœur ou dans la tête. Nous nous contentons de constater que, quelle que soit leur origine, elles ont pour conséquence inévitable de faire battre le cœur et de surexciter l'innervation, caractères que nous avons signalés comme la cause efficiente de l'angine.

e. Saisons, climats. — Toute température qui resserre la peau et diminue la perspiration cutanée a pour effet de refouler nos liquides à l'intérieur. Sydenham et Stoll ont reconnu que l'hiver porte spécialement son impression sur la tête, et le printemps sur la poitrine; tandis que l'été et l'automne agissent plus spécialement sur le bas-ventre. Evidemment, la distinction est basée sur ce fait bien connu que les saisons chaudes et humides relâchent nos organes par suite de la déperdition qui se fait par la peau, tandis que les saisons froides déterminent une concentration interne. Je n'ai rien à démêler avec les premières dans la question que je poursuis; mais les secondes me sont précieuses pour la doctrine que je patronne. N'ai-je pas admis, en effet, comme causes prédisposantes de l'angine, les grands vents, les tempêtes, et le passage brusque du chaud au froid? Or, ces conditions atmosphériques, tout le monde en convient, font converger nos forces et nos humeurs de dehors en dedans. Dans cet état de choses, la vie se centralise pour ainsi dire; et les viscères intérieurs acquièrent un surcroît d'énergie. On voit la circulation s'opérer avec vigueur, comme aussi la respiration.

Et n'oublions pas que l'air froid étant plus dense, et offrant aux poumons beaucoup d'oxygène, va devenir la source de production d'une chaleur animale plus forte, et d'un sang plus rouge, plus excitant. Dès ce moment, la tendance à l'état congestif est établie. Mais de quel côté le choc aura-t-il lieu ? Assurément, vers la région qui sera plus apte à subir cet envahissement sanguin, tantôt vers le poumon, tantôt vers le cerveau, ou tout autre organe, en vertu de prédispositions acquises ou innées. Et nous ne voyons pas pourquoi la zône encéphalique, à laquelle nous assignons l'angine, jouirait seule de l'immunité, surtout si la présence des autres conditions par nous sus-dénoncées comme causes de cette affection se fait remarquer, et désigne plus particulièrement cette région à la préférence de l'effort congestif.

Pour compléter cette appréciation de l'influence des saisons, je devrais peut-être ajouter que, par les temps froids, l'appétit s'aiguise, et réclame l'usage d'aliments ou de boissons plus toniques, dont l'effet sera toujours d'augmenter la diathèse congestive. Mais ce sujet a déjà trouvé place ailleurs.

f. Hérédité. — Si par *hérédité* on désigne seulement un état particulier de l'organisme, transmissible des parents à leurs enfants par voie de génération, je n'ai aucune répugnance à admettre l'angine dans la classe des maladies que l'on pourra nommer héréditaires. Mais entendons-nous bien. Je ne suppose pas que le descendant soit dès sa naissance porteur malheureux d'un germe angineux quelconque, qui plus tard se développant en temps et saison convenables, arrivera à maturité, et reproduira fidèlement la maladie paternelle ou maternelle. Je crois seulement qu'il a en lui une aptitude spéciale à telle ou telle condition de santé qui lui vient de ses auteurs. C'est bien l'avis du Père de la médecine, qui formule ainsi son opinion : « *Cum nempe genitura ab omnibus cor-* « *poris partibus procedat, a sanis sana, a morbosis mor-* « *bosa* (*Hippoc. de morbo sano, cap.* 5) » Des tempéraments sains donneront le jour à des tempéraments sains, des tempéraments malades à des tempéraments malades. Cela nous suffit; et la prédisposition de chacun de nous étant nettement indiquée, je n'ai pas besoin de rechercher si elle existe dans l'économie tout entière, ou seulement dans un organe, si chaque molécule de l'engendré sera l'image daguerréotypique de chaque molécule de l'engendrant. Je pars du principe hippocratique, qui me conduit tout naïvement à cette conclusion : Vos parents ont été sanguins, nerveux ou lymphatiques; ils vous ont transmis une disposition analogue. A certaine époque de leur vie, ils ont été menacés ou atteints de phthisie, goutte ou apoplexie. Tenez-vous sur le qui-vive ; car vous avez une tendance identique. Avez-vous, comme votre père, le cou court, le visage animé, et, dans l'habitude du corps, une apparence d'acheminement vers l'obésité paternelle ? Entourez-vous de précautions, si votre père a subi l'angine; car Hamilton vous dira qu'elle est héréditaire, comme les scrofules, les rhumatismes et tant d'autres affections.

2° EXAMEN DES SYMPTOMES.

a. Douleur — Ce caractère de l'Angine est tellement frappant que la plupart des observateurs l'ont considéré comme signe pathognomonique. Et en effet, quoiqu'il puisse varier sous le rapport de l'intensité, quoiqu'il puisse étendre plus ou moins loin ses irradiations, il ne manque jamais. Mais d'où provient-il ? Il provient, selon nous, de la congestion sanguine, qui, se produisant dans le voisinage de l'origine des nerfs respirateurs, communique à la région une surexcitation anormale, laquelle va peut-être jusqu'à la phlogose, et amène par ses lointains rayonnements l'état convulsif. Le plus important de ces nerfs est certes le pneumo-gastrique. C'est lui qui, à notre avis, se trouve lésé dans l'immense majorité des circonstances. Et il suffit de se rappeler la distribution anatomique de ce nerf, pour que ma proposition ait moins de chances de paraître exorbitante ou paradoxale. En effet, dès sa sortie du crâne, on le voit se distribuer, soit par ses deux cordons principaux, cordon de droite et cordon de gauche, soit par ses nombreuses anastomoses, à la langue, au pharynx, à l'œsophage, à l'estomac, et à la plupart des viscères abdominaux ; au larynx, à la trachée-artère, aux bronches, et aux poumons ; au cœur, par la part, quelle qu'elle soit, qu'il prend à la formation du plexus cardiaque; au cou, à la face, aux épaules et aux bras, par ses connexions avec les nerfs qui se rendent dans ces régions. Or, ce sont précisément ces diverses parties qui se plaignent du symptôme douleur, soit primitivement, soit par transmission. Et je ne verrais pas une énorme difficulté à expliquer cette sensation, si l'on voulait bien admettre qu'elle peut dépendre d'une lésion du pneumo-gastrique. Je la suppose d'abord fixée, comme c'est la règle à peu près constante, derrière le sternum.

Voici comment M. Desportes s'exprime à cet égard, page 89 : « Quant au siége de la douleur derrière le sternum, il suffit « de se rappeler la position des plexus dans le médiastin ; c'est « entre les deux lames de cette cloison membraneuse que se « trouvent les plexus nerveux qui entourent les bronches dans « tout leur trajet et l'origine des gros vaisseaux artériels, et se « répandent sur le cœur. La douleur derrière le sternum peut « se manifester ainsi à la partie supérieure de cet os, puisque le « plexus pulmonaire commence vers ce lieu ; elle peut exister « seulement à la partie inférieure du même os; et c'est alors « qu'elle s'incline à gauche, parce que le bord antérieur du « médiastin s'attache à la face postérieure du sternum, en s'in- « clinant insensiblement du côté gauche, depuis la partie supé- « rieure de cet os jusqu'à son articulation avec le cartilage de « la septième côte : de manière qu'un stilet enfoncé dans la « partie moyenne du sternum, surtout vers son extrémité in- « férieure, au lieu de rencontrer le médiastin, pénétrerait « dans la cavité droite de la poitrine. »

Voulez-vous maintenant que la douleur soit encore un peu plus dirigée vers le côté gauche ? Il me semble également possible d'en rendre compte, par la présence des quelques filets que le pneumo-gastrique envoie au trisplanchique pour la formation du plexus cardiaque; ces susdits filets pouvant fort bien, par leur accointance si intime avec l'autre système, étendre dans ces parages le rayonnement dolorifique. Quant aux autres irradiations susceptibles d'apparaître, souvent vers le cou, la face, les bras, et jusqu'aux doigts ; d'autres fois dans la cavité du ventre et même encore plus bas, elles trouvent tout naturellement leur raison d'être : les premières dans les nombreuses anastomoses supérieures du pneumo-gastrique ; les secondes, dans la continuation du nerf lui-même, qui visite en passant la plupart des organes abdominaux.

Mais le pneumogastrique, quoique responsable le plus souvent de l'effort sanguin, n'est pas toujours le seul à en souffrir. Si la congestion dirige ses efforts ou seulement les propage par continuité de tissus sur la moelle spinale, le nerf phrénique ou diaphragmatique, issu des paires cervicales peut bien, à son tour, devenir solidaire de la crise produite. Il en est de même des autres nerfs spinaux qui servent à la respiration, quand ils se trouvent aussi enveloppés dans l'effort sanguin, et le même raisonnement leur est applicable. Ce n'est pas seulement mon opinion personnelle que j'émets ici, je cite textuellement M. Calmeil (*Dict. de méd.*, t. 20, p. 100). « Il nous paraît démontré que le prolongement rachidien est « vivement, violemment stimulé par le sang et par les produits « morbides que l'inflammation retient et accumule à sa surface, « ... que la douleur du cou, du dos, du ventre, des membres, « la raideur tétanique du tronc que l'on peut souvent soulever « tout d'une pièce, l'immobilité des côtes, qui, souvent, n'o- « béissent plus qu'à l'action des muscles inspirateurs et ex- « ternes du thorax, les convulsions générales, le spasme des « muscles qui s'implantent à la mâchoire, l'état spasmodi- « que du pharynx, du diaphragme, du col de la vessie, du « sphincter de l'anus, la contracture des membres, se ratta- « chent, comme autant d'effets consécutifs, à l'influence de « cette stimulation. Mais, comme la moelle n'est pas attaquée « dans sa structure intime, les mouvements volontaires se « trouvent respectés. Que s'il survient, par hasard, quelques « symptômes de paralysie musculaire, c'est que l'on doit ren- « contrer, soit vers l'encéphale, soit sur quelque autre point

« du cordon nerveux spinal, soit un foyer de ramollissement, « soit une tumeur ou toute autre cause de compression géné« rale ou locale. »

B. — *Troubles de la respiration et de la circulation.*

C'est bien à dessein, et après réflexion, que je me fais un devoir d'examiner dans un seul et même chapitre les troubles de la respiration et de la circulation provoqués par la crise angineuse. Ces deux fonctions, qu'on les considère dans l'ordre physiologique ou au point de vue pathologique, se tiennent par des rapports si étroits, par des influences réciproques si intimes, qu'il ne m'a pas paru loisible d'en scinder l'étude. Jurine s'est dirigé d'après le même principe, et il résume son appréciation en ces termes :

« J'ai examiné chez quelques malades, pendant le pa« roxysme, l'état du poulset de la respiration, voici les résultats « que j'ai obtenus.

1er Cas — Angine essentielle et simple de la poitrine.

Pouls, dans l'état ordinaire,	82
— pendant l'attaque.	86—88
Inspirations pendant l'attaque.	23—26

2e Cas — Angine essentielle et simple de la poitrine.

Pouls, dans l'état ordinaire.	68
— pendant l'attaque.	80
Inspirations pendant l'attaque	20—26

3e Cas. — Angine secondaire et symptomatique produite par une affection de cœur.

Pouls, dans l'état ordinaire	78
— pendant l'attaque.	88
Inspirations pendant l'attaque.	18—23

4e Cas. — Angine symptomatique entée sur une ancienne affection catarrhale.

Pouls, dans l'état ordinaire.	96
— pendant l'attaque.	110—116
Inspirations dans l'état ordinaire	24
— pendant l'attaque.	36 — 38

Ainsi donc, quelque opinion que l'on admette sur la nature de l'angine, il résulte incontestablement des observations ci-dessus (et c'est d'ailleurs l'avis à peu près unanime des auteurs qui ont été à portée de faire des recherches à cet égard), que pendant le paroxysme, soit qu'il dépende d'une angine simple, soit qu'il dérive de quelque complication, la respiration est un peu accélérée, et que le pouls est plus fréquent en même temps qu'il devient plus faible.

Raisonnons d'après ces bases, et cherchons, s'il est possible, d'en tirer des conséquences.

Au début de la crise angineuse, le sujet a dû nécessairement se trouver dans l'un des deux états suivants : ou bien sa santé paraissait excellente, et rien ne laissait prévoir un accident de quelque nature ou si léger qu'il pût être ; ou bien la situation était moins favorable, et quelques préludes avaient servi d'avertissement, tels que frissons et horripilations, sueurs générales ou locales, colorations éphémères de la face, embarras de la langue, troubles divers du côté du larynx. En toute circonstance, et dans quelque catégorie de gens bien portants ou mal portants que vous placiez votre sujet au moment de la crise, je crois que les choses se passent invariablement comme je vais dire : c'est toujours la congestion vers les origines des nerfs respirateurs (nerfs vagues ou autres) qui prend l'initiative et donne le signal de l'attaque. C'est la congestion qui enfante et traîne à sa suite les perturbations fonctionnelles. Et je développe mon assertion : Cette force sanguine, qu'elle soit annoncée ou non par des signes précurseurs, dès qu'elle fait irruption dans le domaine de l'innervation, et surtout vers les pneumo-gastriques, qui sont par excellence les nerfs respirateurs, jette à l'instant même un désordre important dans la fonction. Ces nerfs, atteints par un envahissement soudain, perdent tout ou partie de la régularité précise et magistrale avec laquelle ils avaient l'habitude de présider à la respiration ; et dès ce moment, ils réagissent d'une façon toute nouvelle sur la fibre musculaire bronchiale et sur les muscles du larynx. Or qu'arrive-t-il en cette conjoncture? De deux choses l'une : ou bien la convulsion apparaît tout d'abord, armée de pied en cap, violente comme dans l'épilepsie, l'hystérie, le tétanos, etc...; ou bien tout se borne, du moins pour aujourd'hui, à une simple surstimulation assez mal dessinée, à un agacement du système nerveux parfois peu appréciable.

Je mets en regard chacune de ces situations :

Dans le premier cas, vous assistez au paroxysme angineux, tel que nous avons essayé de le dépeindre, avec toute son impétuosité, avec sa brutalité fougueuse. C'est alors qu'en présence d'un nerf défaillant (j'aime à croire que vous admettrez que ce peut être le pneumo-gastrique), c'est alors que le besoin d'air fait un appel pressant aux nerfs adjuvants, et met en jeu toutes les puissances capables d'alimenter la cavité thoracique. Grâce à cette intervention, grâce à ces efforts unis et combinés, les chances d'asphyxie sont combattues tant bien que mal; et la respiration, tant bien que mal se continue. Mais, nécessairement, pendant ces suppléances et ces tiraillements, les mouvements du thorax ont subi une assez notable accélération, dont l'explication se trouve, selon moi : d'abord dans le trouble d'une partie de l'innervation dès l'arrivée de la crise, ensuite dans la crainte instinctive de la douleur angoissante, laquelle force le malade à raccourcir chaque inspiration au profit du nombre

Dans le second cas que nous avons supposé, c'est-à-dire quand la congestion n'a pas amené instantanément l'état convulsif, soit qu'elle ait été insuffisante, soit que le sujet, mieux prémuni par sa nature, ait eu plus de résistance, la scène emprunte une autre physionomie. La crise cesse d'offrir cet aspect brusque et heurté que nous venons d'apprécier. L'effort sanguin, ou plutôt les efforts sanguins (car ils peuvent être très fréquents et se répéter à l'infini sous l'influence des causes prédisposantes et occasionnelles) ne donnent plus lieu qu'à une surexcitation morbide plus ou moins prolongée, plus ou moins redoutable; et à des phénomènes où l'éréthisme nerveux se démêle encore, mais sans caractère foudroyant; tels que douleurs thoraciques non angoissantes, oppressions, accès de toux, aphonies, etc. Puis après un intervalle variable, cet état, si la guérison n'est pas survenue, se termine, soit par le passage subit à l'état suraigu, c'est-à-dire par la convulsion, par le paroxysme angineux ; soit par une fatigue chronique, par une sorte de courbature et de relâchement du ressort nerveux qui commande à la fonction respiratoire.

Et qu'on ne s'étonne pas de me voir mettre en parallèle et faire dériver d'une même source deux situations qui, au premier abord, pourraient paraître si différentes et si incompatibles : d'une part, la convulsion qui dénote le surcroît d'activité ; d'autre part, la fatigue, la débilitation, l'affaiblissement fonctionnel, qui font preuve, si j'ose ainsi m'exprimer, de l'excès de passivité. Ces deux états ne sont véritablement que deux conséquences exactes, quoiqu'en apparence assez opposées, d'une seule et même force, la congestion, qui tantôt provoque la convulsion en déployant toute son énergie sur des organes prédisposés, et qui tantôt, au contraire, ne produit qu'une irritation lente et tracassière, usant et minant des organes doués d'une résistance plus grande ; jusqu'au jour où, suivant la loi de Stockes, la fibre musculaire sera décidément amenée à l'état de spasme, ou finira par être atteinte d'une sorte de paralysie.

Et cette double manière d'être de l'innervation, ce double point de vue que je présente à propos d'angine, n'est pas applicable seulement et exclusivement aux sujets que cette affection a frappés, frappe ou frappera dans tels concours de circonstances données. La présence d'un état convulsif subit, ou d'un affaissement graduel ; d'un système nerveux qui s'exalte ou qui fléchit, appartient à une foule de névroses. Je n'en veux pour preuve que cet état si nettement caractérisé que j'appelerai volontiers l'intoxication par le tabac (maladie des fumeurs) ; ou cet autre état non moins tranché, qui pourrait s'intituler l'intoxication alcoolique. Ici, dans les deux cas, le point de départ, je le sais bien, n'est plus le même que dans le paroxysme angineux, puisque l'influence perturbante vient du dehors, et non du dedans. Nous allons pourtant rencontrer beaucoup de points de ressemblance. Vous voyez, en effet (si c'est du tabac que nous parlons d'abord), vous voyez, dès le premier cigare ou dès la première pipe, le système nerveux se révolter; et cette révolte qui a su bouleverser toutes les fonctions, provoquer le vomissement, et éteindre momentanément l'intelligence, se traduit bien, n'est-ce pas, par la convulsion? Mais laissez faire. Une autre épreuve sera hasardée, dix autres, mille autres; et la tolérance finit par s'établir. Je le prouve : ce fumeur novice que, nous avons vu tout-à-l'heure pris de spasme, n'éprouve plus maintenant l'émotion inséparable d'un premier début. Le voilà brave, audacieux; il peut, sans malaise apparent, se gorger de fumée. Est-ce à dire qu'il jouit de la plus complète immunité? Non, sans doute; puisqu'il *se bouffit,* et que ses organes respiratoires témoignent d'un trouble nouveau. De plus, je constate des râles qui n'existaient pas auparavant, je constate une toux chronique, toux quinteuse (*peccato, vecchio penitenza nuova*, comme disent les Italiens), laquelle vient surtout le matin, et s'accompagne d'une expuition nacrée plus ou moins assombrie, qui m'indique péremptoirement que les organes respiratoires, au lieu de donner accueil à un air pur et réparateur, ont absorbé les miasmes délétères de l'estaminet, et perdu peu-à-peu leur resssort. J'ai voulu signaler un fait, je laisse à d'autres le soin de décider si le tabac a agi par narcotisme ou par surstimulation ammoniacale.

Ce que je dis du fumeur est presque mot pour mot l'histoire du buveur, et la pression sur le système nerveux est identique.

Le jour où, pour la première fois il abuse des spiritueux, il en subit l'influence despotique, et est en proie aux accidents nerveux les plus redoutables ; mais il s'habitue doucement, tout doucettement, presque sans s'en apercevoir, et bientôt il pourra ingurgiter des rasades homériques avec une inconcevable sérénité. Qu'il ne se hâte pas cependant de s'enorgueillir, ce buveur intrépide : la Roche Tarpéienne est bien près du Capitole, et déjà voici venir une phalange vengeresse, phalange des maladies nerveuses, le délirium tremens et la folie, l'angine de poitrine, etc., etc... qui vont s'installer dans son char de triomphe, démontrant par l'importunité de leur visite qu'on ne peut pas jouer impunément avec le système nerveux.

Dans les deux exemples que je viens de proposer, la névrose est évidente, tangible, pour ainsi dire; mais la congestion ne l'est pas moins; et je suis très-disposé à lui accorder ici, comme dans l'angine, une importance des plus grandes. En effet, nous l'avons dit, le fumeur a senti maintes fois sa figure se colorer, il a entendu des coups de marteau dans ses oreilles. Le buveur écoute dans sa tête son petit bonhomme, comme il dit dans son langage pittoresquement imagé. Et toutes ces sensations, dites-moi, ne sont-elles pas l'écho du bruit circulatoire exagéré momentanément, et dont le retentissement porté sur les centres nerveux, provoque, soit la convulsion, si l'organisme a de la tendance et de l'aptitude pour ce symptôme, soit l'allanguissement fonctionnel dans les circonstances opposées.

Dans un autre ordre d'idées, ne voyons-nous pas, pendant l'enfance, la convulsion surgir pour la moindre cause, comme, par exemple, pour l'évolution d'une dent? Dans ce cas, encore, je prétends que la congestion a précédé la convulsion, le symptôme douleur ayant dû, primitivement et tout d'abord, faire appel à une masse sanguine plus considérable que d'habitude dans le voisinage des parties endolories.

Sous bénéfice de ces observations, je m'arrête dans mon excursion hors du territoire de l'angine, et je résume ma proposition par les quatre mots suivants : Dans beaucoup de convulsions, la congestion joue un rôle prépondérant. Il est vrai que nous n'en trouverons pas toujours la preuve, scalpel en main, soit sur le fumeur, soit sur le buveur ou sur l'enfant; et cela tient à ce qu'elle peut être essentiellement éphémère et fugitive. C'est là, tout le monde en conviendra, la sempiternelle redite au sujet des affections nerveuses qui, très souvent, à l'autopsie, ne fournissent que des justifications incomplètes. Quant à ce qui concerne l'angine, les relations nécropsiques que j'ai lues sont malheureusement trop sobres de détails sur l'état de l'arbre céphalo-rachidien. Je n'hésite pas néanmoins, sauf meilleur avis, à dénoncer la congestion, l'accusant d'être la cause, rapide ou plus lente, des troubles observés pendant la vie.

Je reviens à mon sujet. Si pendant le paroxysme angineux nous avons vu les fonctions respiratoires éprouver de rudes atteintes, ne vous semble-t-il pas probable que la circulation n'a pu, de son côté, rester spectatrice indifférente de tout ce chaos du système nerveux, et ne prévoyez-vous pas que l'hématose a dû être profondément altérée? C'est ce qui a lieu effectivement, et tous les observateurs qui ont été à portée de faire des recherches sur le cadavre s'accordent à nous montrer la cavité thoracique envahie par un sang noir, fluide et mal élaboré.

Essayons d'analyser ce résultat. Dans l'état normal, dès que l'action du cœur vient à être augmentée par une cause quelconque, le sang est lancé avec excès d'impétuosité dans tous les organes. En même temps qu'il arrive plus rapide et plus abondant vers les régions supérieures, les poumons en admettent une masse exagérée, proportionnellement à la quantité qu'ils reçoivent d'habitude ; et les mouvements respiratoires deviennent nécessairement plus fréquents et plus étendus, afin d'établir un équilibre parfait entre la somme d'air employée à la respiration et la somme de sang que ce fluide doit revivifier. Qu'arrivera-t-il sur ces entrefaites, si la colonne sanguine qui se porte vers la base du crâne est assez violente pour rompre l'harmonie et battre en brèche l'innervation? L'action du pneumo-gastrique sur la respiration est désormais pervertie, et l'oxigénation subit le contre-coup de cet ébranlement. Néanmoins le cœur n'est pas encore réduit à l'impuissance. Il lutte et cherche à réagir. Mais deux sources d'excitations lui manquent à la fois : d'une part, il pâtit dans l'influence, quelle qu'elle soit, qu'il reçoit des filets que le nerf vague envoie au grand sympathique ; filets dont l'importance spéciale n'est certes pas à dédaigner, et qui n'ont pas été placés là par hasard et sans but. D'autre part, le sang qui lui revient des poumons, et qui est indubitablement son stimulus le plus naturel et le plus légitime, n'a pu acquérir, chemin faisant, les qualités d'oxigénation indispensables. C'est alors que, pendant toute la durée du dérangement nerveux, le cœur se démène et se consume en une sorte de jactitation languissante et inerte, capable tout au plus d'imprimer l'élan à un pouls fréquent et mollasse, profond et très-facilement dépressible.

J'avais donc eu raison de soutenir que les désordres de la respiration et de la circulation s'enchaînent en se donnant la main. Cette vérité démontrée, il me reste à apprécier, d'une manière plus intime, la cause des épanchements sanguins dans la poitrine; et c'est encore sur le pneumo-gastrique que je fais retomber toute la responsabilité. Les auteurs ont émis sur les lésions de ce nerf des opinions qu'il m'importe de consigner ici. D'après Dupuytren, « la section des deux pneumo-« gastriques donne lieu à une respiration grande et plaintive, « qui s'exerce avec les plus violents mouvements de tous les « muscles inspirateurs; et si l'on ouvre une artère, le sang « qui en jaillit offre une couleur livide. *Une simple compres-« sion des mêmes nerfs* produit les mêmes effets que ceux qui « résultent de leur section; tant que cette compression existe, « les symptômes mentionnés ci-dessus se manifestent, et le « sang artériel devient noir. Si on la fait cesser, ce sang re-« devient rouge, et les autres symptômes se dissipent. Si, au « contraire, on établit une compression permanente, la « mort survient en peu de temps. » Dumas, tout en accordant une large part à la douleur qui jette le trouble dans les organes pulmonaires et empêche l'air d'y pénétrer assez librement pour agir sur le sang, déclare que les animaux chez lesquels on a coupé les nerfs de la huitième paire, n'ont plus dans l'intérieur de la poitrine, qu'un sang noir, dès que l'air qui s'y trouvait avant l'opération est totalement absorbé. Et il conclut à une véritable asphyxie, résultant de la privation de l'air.

Provençal, après une série d'expériences, arrive à cette conséquence : « Les phénomènes chimiques de la respiration ne « sont pas détruits après la section de la huitième paire de nerfs, « ils sont seulement affaiblis par l'effet de l'altération que cette « section produit sur les poumons. Les animaux auxquels on « a pratiqué cette opération usent une plus petite quantité « d'oxigène et produisent moins d'acide carbonique que « quand ils se portent bien. » Selon Le Gallois, quand les deux pneumo-gastriques sont coupés simultanément, les mucosités bronchiques, ne pouvant plus être expulsées, séjournent, et empêchent le contact de l'air et du sang; d'où résultent l'absence d'oxigénation, et la présence d'un sang noir, mal coagulable. M. Longet enseigne que l'acide carbonique contenu dans les vésicules du poumon y séjourne à cause de sa plus grande densité, distend et rompt les vésicules paralysées. D'après M. Cl. Bernard, chaque inspiration étant plus large en même temps qu'il y a diminution dans l'air expiré, tellement qu'un lapin fait entrer à chaque inspiration trente-deux parties d'air au lieu de vingt-cinq normales, la rétention d'une certaine quantité d'air dans la cavité thoracique peut distendre et rompre le tissu des poumons.

Ainsi donc, cet exposé sommaire des doctrines des maîtres, à part quelques variantes d'interprétation, nous mène irrésistiblement à la théorie capitale que voici : Toute lésion grave des pneumo-gastriques (*section ou même simple compression*) bouleverse les fonctions respiratoires, et entraîne les épanchements sanguins et l'emphysème. C'est à peu près tout ce qu'il me fallait pour la justification de la thèse que j'ai à cœur de soutenir. Il est vrai que je n'ai mis en cause que la congestion, et non pas la compression. Mais quel est, s'il vous plaît, le résultat de la congestion, si ce n'est invariablement de produire une compression à divers degrés d'énergie et de durée?

c. Troubles divers. — Avec le secours de ces considérations principales, je me sens plus à l'aise en face des autres symptômes qui peuvent précéder, accompagner ou suivre la crise angineuse. Ainsi, par exemple, pour ces égarements nattendus des fonctions physiologiques du larynx, pour ces défaillements subits de l'appareil vocal (voir mon observation n° 2, de M. L.), pour ces étouffements qui prennent à la gorge, ces accès de toux et ces pituites sans raison d'être apparente; c'est encore et toujours le pneumo-gastrique que j'incrimine, portant tout particulièrement mon enquête inviestigatrice vers ses portions laryngiennes.

Et, de nouveau, je fais comparaître, à l'appui de mon raisonnement, les épreuves anatomiques tentées sur le vif. Voici ce que je lis dans le Traité de Bourgery et Jacob : « La para « lysie ou la section du laryngé supérieur amène immédiate- « ment l'insensibilité complète de l'ouverture supérieure du « larynx, et la raucité dans la voix. La respiration n'est pas « gênée, mais les matières étrangères peuvent entrer dans le « larynx pendant la déglutition. La paralysie ou la section du « laryngé inférieur amène des désordres plus profonds, qui « tiennent spécialement à la cessation des mouvements de cet « organe. La voix est complétement abolie. Chez les animaux « adultes, la respiration peut encore continuer, mais le nom- « bre des respirations est accéléré. Chez les jeunes, la section « entraîne l'abolition de la voix et une suffocation immédiate- « ment mortelle. D'après M. Longet, cette différence tient à ce « que chez les adultes, la résistance plus grande de la base des « cartilages arythénoïdes laisse entre eux un intervalle par « lequel l'air peut encore pénétrer dans les poumons, tandis « que chez les jeunes ces cartilages s'accolent complétement, « comme dans l'œdème de la glotte. »

Je n'ignore pas qu'entre la paralysie ou la section d'un nerf qui abolit brutalement et instantanément la fonction, et l'irritation congestive qui procède avec moins de rudesse, en introduisant simplement l'état convulsif, ou d'autres fois un ébranlement paresseux et passager, il y a toute une immensité. Mais, entre les termes extrêmes de ma comparaison, je découvre une foule de points intermédiaires où le rapprochement est visible. Et (*si parva licet componere magnis*) il ne me paraît guère invraisemblable d'admettre que la section étale dans toute son horreur le mal créé, improvisé à l'instant même : tandis que l'irritation congestive fournirait seulement l'image encore indécise d'un mal naissant, souvent lent à se développer ; et ne serait en quelque sorte que la miniature considérablement adoucie de l'autre situation.

Les détails explicatifs que je viens d'exposer sur le larynx me permettent à présent, si toutefois je n'ai pas péché par la base, de faire entrer sans effort, dans le cadre des lésions du pneumo-gastrique les désordres que l'on observe parfois, à l'occasion du paroxysme angineux, dans l'appareil digestif ou dans l'appareil urinaire. Voulez-vous accepter mon point de départ, vous avez à l'instant même la clef des phénomènes suivants :

Difficulté souvent très-notable de la déglutition? On conçoit aisément son existence par l'effet de l'état morbide du rameau pharyngien et des rameaux œsophagiens.

Eructations vers la fin de la crise? Elles ne font qu'attester le dérangement profond dans lequel se trouvent jetés les deux rameaux stomachiques, antérieur et postérieur ; puisque Dumas a observé que la sécrétion du suc gastrique diminue promptement après la ligature ou la section des nerfs de la huitième paire ; et qu'en liant ou coupant cette même paire, la dissolution des aliments est suspendue, que la fermentation et la putréfaction ne tardent pas à s'établir.

Enfin, évacuations involontaires des matières fécales ou des urines? Elles arrivent comme démonstration et comme retentissement du trouble qui pèse sur le pneumo-gastrique jusque, dans ses portions les plus lointaines, lesquelles, à leur sortie du plexus solaire, contribuent à la formation des autres plexus de l'abdomen.

Sur le point de terminer ma dernière étape dans l'appréciation des symptômes de l'angine de poitrine, et de commencer l'étude du traitement, je m'arrête quelques instants pour essayer de répondre à une question qui a éveillé l'attention des observateurs, et qui a reçu des interprétations différentes : pourquoi, au début, le paroxysme angineux survient-il constamment pendant le jour, et plus tard, pendant le jour ou la nuit, indifféremment? Le paroxysme se montre d'abord pendant le jour, parce que c'est l'heure où toutes les causes d'irritation congestive intra-crâniennes se produisent avec le plus d'intensité. C'est l'heure des grandes agitations physiques ou morales, des exercices violents, sensations de toute nature, travail de digestion trop souvent surexcité, etc., etc...

Il pourra plus tard se montrer aussi pendant la nuit, en vertu de cette loi qui veut que des organes frappés une première fois par une secousse quelconque soient affaiblis dans leur résistance, influencés jusque dans l'avenir; et qu'ils contractent une aptitude plus grande pour les mêmes phénomènes. « Evidemment, dit Jurine, la réaction de la puis- « sance nerveuse diminue chaque jour chez les gens âgés, et « au delà d'une certaine époque tous les ressorts de la vie « organique s'usent et s'affaiblissent. »

C'est pour cela que la première crise nerveuse prédispose à une seconde, la seconde à une troisième, et ainsi de suite; tant et si bien que dorénavant il n'y aura plus ni règle ni époque précise pour le retour des manifestations antérieures.

L'explication me paraît bien plus simple encore, si l'organisme n'est pas complètement libre de toute hypothèque morbide ancienne ou récente; si surtout nous avons affaire à une complication importante, comme, par exemple, à une affection du cœur; ce qui a lieu, je vous jure, dans l'immense majorité, dans la presque totalité des cas. Je retrouve là une machine trop puissante, qui a fonctionné surabondamment, et qui a déterminé vers la base du crâne des congestions d'abord *diurnes* plus ou moins répétées. Par suite de ces poussées successives, le diamètre des vaisseaux encéphaliques s'est élargi, et la colonne liquide peut désormais s'y porter plus abondante. Mais que sera-ce donc, quand, pendant la nuit, le décubitus presque horizontal permettra à la masse de sang d'arriver, dégagée de tout obstacle, à des organes déjà malades, et de faire son œuvre envahissante en suivant seulement la pente, ou tout au moins sans avoir besoin de lutter contre son propre poids? Vous avez là le secret des congestions *nocturnes*.

Et, à ce propos, je veux dire, quand les deux maladies (affection du cœur et affection nerveuse) coexistent, il serait peut-être bon de rechercher laquelle a pris naissance la première, et quelle influence elles exercent l'une sur l'autre. Or, voici ma réponse, et je me hâte de déclarer qu'elle est purement hypothétique, et ne se base que sur de simples présomptions. Je crois que chez les individus pléthoriques, à forte musculature, l'exercice d'une vie incidentée portera, tout d'abord et primitivement, son action sur le cœur, organe charnu, éminemment disposé à une augmentation de volume par suite du travail qu'il subira, comme les jambes du danseur, les épaules et les bras du portefaix. Et c'est précisément cette faculté, cette tendance du cœur à l'état hypertrophique, qui me fait redouter l'excès d'influence qu'il prendra de plus en plus sur l'appareil cérébro-spinal, au fur et à mesure de ses progrès de développement.

Telle est ma croyance pour ce qui concerne le cœur. Quant à l'innervation, je crois qu'elle aussi (et je l'ai déclaré à maintes reprises), possède bien sa pathologie indépendante, et qu'elle a souvent ses manifestations libres et dégagées de toute pression étrangère. L'hystérie et tant d'autres affections *ejusdem generis* ne débutent-elles pas la plupart du temps, pendant que tous les rouages de l'existence semblent fonctionner normalement? Il est vrai qu'elles finissent trop souvent par des altérations organiques. Pour l'angine essentiellement nerveuse, je n'oserais assurément poser en principe qu'elle arrivera, par la persistance et la répétition de ses attaques, à créer des désordres matériels du côté de l'organe central de la circulation; et que la souffrance du pneumogastrique devra plus tard entraîner l'état hypertrophique. Mais à coup sûr, elle intervient fâcheusement par l'addition d'une source de perturbation nouvelle ; et elle pèse dans la balance économique de nos fonctions à l'instar de l'épée de Brennus.

TRAITEMENT.

Le traitement découle tout naturellement des prémisses que nous avons posées. Il aura pour but :

1° De s'opposer à la tendance congestive.

2° De combattre la congestion et les symptômes qui s'y rattachent.

3° D'instituer pour les complications, s'il y en a, une médication appropriée à chacune d'elles.

1° *Traitement préventif.* — C'est ici que l'hygiène est appelée à rendre les plus éminents services, en indiquant les précautions qui tendent à diminuer ou à écarter définitivement la diathèse congestive, cause première des accidents; et voici ce que nous croyons lire dans ses prescriptions : Une fois admise, la présomption d'un impétus vers l'encéphale, toute hésitation pour le choix de telle ou telle forme de traitement cesse d'elle-même. Il ne s'agit plus que de se mettre en garde contre cette disposition, et de ramener à l'état normal l'action exagérée du système sanguin. De nombreux moyens se présentent pour conduire à ce résultat, tous concordant entre eux et ne variant que sous le rapport de leur degré d'énergie. Quelquefois il suffira, pour obvier à la diathèse, d'établir d'importantes modifications dans la manière de vivre et dans les habitudes. Ainsi, toute fatigue violente, toute contention d'esprit, tout exercice de corps capable de produire une accumulation de sang subite vers les régions supérieures, seront rigoureusement proscrits. Nous défendrons, d'accord avec Parry, qui pourtant arrive à une conclusion tout autre que la nôtre, de monter une colline ou un escalier avec une certaine rapidité ; de marcher contre le vent ou d'un pas accéléré ; de rire aux éclats ou de crier; d'endurer le froid qui expose aux mouvements de concentration interne ; de braver la chaleur qui anime le cours du sang, en rendant en même temps ce liquide plus actif; d'exercer une pression quelconque sur les grosses artères, soit pardes vêtements trop serrés, ou des ligatures, telles que cravates, cols, etc...; soit par la distension de l'estomac et des intestins; de se laisser aller à la colère ou à toute autre passion. Un régime trop excitant disparaîtra pour faire place à la tempérance dans le boire et dans le manger, non pas que j'aie la prétention de corriger, d'un seul coup et sans désemparer, des habitudes défectueuses. A l'âge de maturité, les habitudes sont presque devenues une seconde nature. Elles n'obéissent plus, elles s'imposent. Je n'édicterai donc pas pour le fumeur l'obligation de ne plus fumer, pour le buveur de ne plus boire, pour le grand mangeur de ne plus manger, pour le grand travailleur de ne plus travailler. Mais petit à petit en procédant avec une sage retenue, et suivant une échelle progressivement décroissante, je parviendrai à la suppression de l'abus et au rétablissement des habitudes normales. En d'autres circonstances plus accentuées, ces indications applicables partout et toujours devront être secondées par des moyens d'une efficacité plus prompte.

Il ne faut pas oublier (M. Trousseau l'a dit, Dictionnaire de méd, tome 8, page 472) : « que les congestions appellent « d'autres congestions; et que, quand une fois un organe a « été fluxionné, c'est un motif de croire qu'il le sera en« core. » Intervenons donc dès que la tendance congestive se prononce et n'attendons pas que la situation se dessine trop nettement. Dans ces sortes de cas, le besoin des évacuations sanguines est pour ainsi dire un axiôme. Reste seulement à graduer la manière de s'en servir. La saignée, au point de vue de l'angine, a été jugée par quelques-uns inutile ou nuisible; pourtant elle a, quoi qu'on en dise, très bien réussi dans bon nombre de circonstances (Parry, Burns). Il est à remarquer au surplus, que c'est particulièrement pendant le paroysme qu'on l'a expérimentée; mais ne serait-il pas préférable de l'essayer, comme ressource prophylactique, avant même qu'on ait pu soupçonner la tendance à l'angine, et dans le but unique de s'opposer à la plénitude générale? La réponse à cette question ne saurait être douteuse à l'égard des sujets qui brillent par l'aspect fleuri, l'embonpoint, l'apparence pléthorique. Sera-t-elle aussi affirmative à l'égard de ceux qui ne présentent ces conditions qu'à un moindre degré? Nous croyons, quant à nous, qu'un teint plus mat et des allures moins herculéennes ne sont pas toujours une contr'indication, si d'ailleurs à ces caractères particuliers viennent se joindre les signes d'une constitution vigoureuse; et, à notre avis, la congestion, quoique plus rare chez les individus de cette acabit, ne les a nullement favorisés d'un bill d'exemption absolue. Aussi, ne reculerons-nous pas devant la saignée; mais nous ne la ferons qu'à bon escient, et d'une main parcimonieuse, pour éviter de compromettre l'équilibre fonctionnel. Nous aurons grand soin surtout de ne pas nous exposer, par une déplétion trop large du système sanguin, à susciter, au profit du système nerveux, une prépondérance préjudiciable aux lois de l'organisme. C'est par suite de ces considérations et de ces craintes qu'il nous arrivera bien souvent de préférer les pertes de sang locales aux émissions par l'ouverture de la veine, les premières ayant sur les dernières l'avantage de ne pas précipiter la réaction. Et nous ferons nos applications de sangsues en petit nombre chaque fois, les fractionnant, les divisant judicieusement, pour avoir le temps d'y accoutumer l'économie. En même temps, nous aurons recours aux préparations de digitale, si besoin est de réprimer les excès d'une circulation luxuriante. Enfin, nous ne négligerons ni les bains tièdes prolongés, avec applications froides sur la tête, parce qu'ils abreuvent les tissus d'une ondée bienfaisante, qui diminue la plasticité du sang et rafraîchit l'innervation par influence sédative; ni les dérivatifs sous toutes les formes, qui ont bien aussi leur utilité; soit en éloignant de l'organe prédisposé l'élément congestif (manuluves, pédiluves,

2° *Traitement du paroxysme.* — Nous sommes à la crise. Pendant que la respiration et la circulation continuent à fonctionner, voilà que tout-à-coup l'innervation a été frappée comme d'un choc électrique, si terrible que l'on croirait assister au prologue des funérailles.

Qu'allons-nous faire pour terminer heureusement cette crise silencieuse et sinistre, cette entrevue avec la mort? Sans doute, nous avons bien à notre service les nombreux moyens dont nous parlions tout-à-l'heure à propos de la congestion future, et ils peuvent ici nous être encore du plus grand secours. Mais la saignée, les révulsifs et les bains ne mettent pas toujours en déroute la convulsion, et cependant le temps presse. A ces armes précieuses il nous faut sans retard ajouter de nouveaux instruments de combat; nous les prendrons principalement dans l'arsenal des antispasmodiques, en subordonnant néanmoins notre choix à certaines conditions, et voici notre programe : à un danger actuel appliquer des remèdes d'actualité. — Nous débuterons donc par les antispasmodiques diffusibles (éther et ammoniaque), qui, malgré leur inconvénient de pousser à la tête, ont l'avantage d'être franchement sédatifs et rapides. J'incline aussi pour le chloroforme, mais seulement par présomption, n'ayant pas eu l'occasion de le mettre à l'épreuve contre l'angine. Ces médicaments seront employés *extrà vel intrà*, avec les précautions d'usage. Peut-être encore pourrait-on, en face de ces navrantes péripéties, invoquer les produits cyaniques préparés d'après la méthode de Gea Pessina. A ces moyens nous associerons, dès qu'il sera possible, d'autres préparations dont l'activité est plus lente : le camphre, la valériane et les gommes fétides ou non fétides. L'assa fœtida surtout me paraît mériter une mention particulière, je n'ai eu qu'à m'en féliciter dans beaucoup de troubles nerveux (voir notamment notre observation n° 3). Enfin viendront les opiacés, et les solanées vireuses : Datura, belladone. jusquiame, etc., dont l'influence souveraine contre toute exaltation de la sensibilité se passe aisément de commentaires élogieux. Il est superflu de dire que l'énumération ci-dessus suppose que le malade a conservé la faculté d'avaler les liquides. Toutes les fois qu'il en sera autrement, et même en présence de cette possibilité, la surface intestinale ne doit pas être oubliée; et c'est à elle que l'on confiera le médicament; ou à la peau préalablement dénudée, ou à l'appareil respiratoire par l'emploi de fumigations dépressives. Laennec préconise les effets merveilleux de deux plaques aimantées, l'une en avant sur la région précordiale, l'autre en arrière, de manière que les pôles soient exactement opposés, et qu'un courant magnétique traverse la partie affectée. Quelquefois il vient en aide à l'action de l'aimant par l'application d'un petit vésicatoire sous la plaque antérieure. On pourra essayer de ces moyens, comme aussi de l'électricité, toutes les fois qu'on aura sous la main ces agents.

La fin du paroxysme, tous les auteurs sont d'accord à cet égard, se fait souvent pressentir par des évacuations favorables de gaz, de matières alvines ou d'urines. Si l'accès est de longue durée, ce qui, à vrai dire, est rare, nous tâcherons de préparer la voie à ces efforts naturels par l'administration des carminatifs, des relâchants, et des diurétiques. Dieu veuille que nous en ayons le loisir.

Une fois que les chances fatales qui ressortissent directement à l'accès se sont éloignées, il nous reste à nous préoccuper d'en prévenir le retour probable, ou tout au moins d'en atténuer la portée. Ici, plus d'incertitude sur la conduite à suivre. L'X, terme inconnu du problème, se dégage maintenant, lumineux et sans ambages, grâce aux révélations du drame auquel nous venons d'assister. Nous sommes dorénavant bien et dûment avertis que toute notre sollicitude doit se concentrer sur l'état du bulbe rachidien et des nerfs respirateurs. Ces organes sont devenus une sorte d'étoile polaire vers laquelle l'observateur attentif tournera ses regards. A la propension congestive il opposera l'habitude des antiphlogistiques, à la surexcitation nerveuse l'habitude des combinaisons calmantes. Et je souligne à dessein le mot *habitude*. Car l'œuvre qui se propose d'amender un tempérament; d'y régler, par une judicieuse codification, le trop ou le trop peu; et, comme on dit en langage musical, de *l'accorder*, n'est pas l'œuvre d'un jour. Elle veut la consécration du temps.

Il résulte de ces données générales, que le traitement qui suit la crise ne diffère guères de celui que nous avons inauguré avant et pendant la première manifestation de la maladie; et qu'il n'en est, à proprement parler, que l'affirmation et la continuation persévérante. Nous surveillerons donc (c'est là un point capital) la manière de vivre, pour que le confort, cessant peu-à-peu d'être échauffant, devienne simple, uniforme et léger : et les passions, pour leur imposer un frein restrictif; et le travail, pour le contenir dans une juste mesure. En même temps, nous insisterons, s'il y a lieu, sur les émissions sanguines générales et locales; mais si minces chaque fois, si minces que l'économie ne puisse en quelque sorte s'en apercevoir. Et surtout, nous nous garderons de l'usage abusif de ce moyen, puisque nous savons que l'anémie, quoique l'antipode de la congestion, s'avise très souvent d'engendrer aussi des affections spasmodiques. Nous utiliserons fréquemment le tube intestinal, pour obtenir des effets dériviatfs; et la peau, pour entretenir des exutoires, ou pour y déposer des préparations calmantes. Nos ancêtres avaient la plus grande confiance dans le cautère au bras ou à la cuisse; sans blâmer ce moyen qui peut être utile, je lui préfère de beaucoup le séton à la nuque; car je m'en suis parfaitement trouvé dans mon observation n° 2; il a l'avantage d'exercer son action aux environs de la partie d'où rayonne le mal. Quant aux calmants, nous les emploierons sous toutes les formes. Peut-être ne faudrait-il pas trop négliger la méthode hypodermique, elle a du bon. M. le professeur Courty, de Montpellier a communiqué tout récemment à l'Académie l'observation très-curieuse d'un asthme nerveux guéri par l'injection sous-cutanée, dans le voisinage du pneumogastrique, d'une solution de sulfate d'atropine. Le succès de M. Courty est de nature à encourager l'essai de ce moyen dans le traitement de l'angine. Les cautérisations du plancher pharyngien par le pinceau trempé dans l'ammoniaque appellent aussi de nouvelles recherches. J'atteste que chez M. L, elles ont produit d'abord la diminution de longueur des accès suffocants, puis le retard de ces mêmes apparitions, puis leur suspension, enfin peut-être leur abolition. Le mode d'action de ces applications me paraît correspondre aux trois effets suivants : ébranlement instantané, profond, comme galvanique des plexus pharyngiens, lequel ébranlement retentit plus ou moins loin, selon que le liquide a été employé pur ou mitigé ; irritation excessivement vive, mais peu durable de la muqueuse ; et par conséquent effet dérivatif ; et en dernier résultat, sédation du système nerveux respiratoire. J'ai souvent réussi à prolonger l'influence salutaire de cette médication, en faisant verser quelques gouttes d'ammoniaque dans chaque verre de tisane antispasmodique.

3° *Traitement des complications.* — Cette question, si elle était traitée à fond, comporterait à elle seule des volumes ; car il n'est presque pas de maladies qui ne puissent coexister avec l'angine ou la compliquer. Et je ne pense pas que Messieurs nos juges aient eu l'intention de nous demander des développements si étendus, puisqu'ils n'ont inscrit que ce seul titre très-significatif dans sa brièveté : *De l'Angine de Poitrine.* En conséquence, je me crois autorisé à m'abstenir de longs détails au chapitre traitement des complications. Et, après m'être efforcé plus haut de bien différencier l'affection qui nous occupe de celles qui s'en rapprochent, et de signaler catégoriquement les caractères qui militent pour lui constituer une individualité propre, je me borne à l'unique proposition suivante : à chaque affection concomitante ou compliquante donner l'attention et les soins qui lui conviennent. Découvrez-vous une affection organique du cœur, de la poitrine, ou de l'estomac, vous traiterez à part cette affection. S'agit-il d'une hémorrhagie de vieille date, d'un exanthème ou d'un écoulement chronique subitement disparus, vous vous hâterez de replacer l'organisme dans les conditions auxquelles il est accoutumé. Avez-vous suspicion d'une sueur habituelle, tarie inopinément, d'un vice rhumatismal ou goutteux rétrocédé, vous accumulerez sur la peau des irritations vives et nombreuses pour provoquer le retour de ces états. J'ai connu et je vois encore fréquemment Monsieur de ···, proche parent de Récamier. Dans sa jeunesse il éprouvait souvent des accès de suffocation très-inquiétante, contre lesquels l'illustre Professeur épuisa vainement toute sa pharmacopée. En désespoir de cause, le médecin dit à son malade : « Tu appartiens à « une famille de goutteux ; goutteux tu as été, goutteux, tu « resteras. Va-t-en voir planter tes choux, tiens-toi chaude- « ment, et exerce tes jambes. A propos, n'oublie pas les sina- « pismes » (*sic*).. — Le conseil a été suivi. Depuis plus de vingt ans Monsieur de ... jouit d'une santé convenable. S'il doit lui survenir parfois un peu de gêne dans la région thoracique ou de douleur oppressive, il en est prévenu par une sorte de refroidissement à l'éminence thénar, ou par un léger gonflement vers les chevilles ; et alors....... il se sinapise avec succès.

Ma tâche est achevée, et ma plume inexpérimentée va cesser de courir sur le papier. J'ai résolument compulsé notes, livres et souvenirs pour réunir les éléments d'une conviction, depuis le jour où l'Académie, toujours gardienne vigilante des traditions séculaires, et sentinelle avancée des progrès futurs, a émis, relativement à l'Angine de Poitrine, le souhait : *Fiat lux*. Personne, assurément, et moins que tout autre l'auteur de ce chétif opuscule, n'a la prétention de croire, même la plus secrète, qu'il a dissipé les ténèbres, et de répondre : *lux facta est*. Ce que nous tenons tout simplement à déclarer en terminant, c'est que nous avons été poussé dans notre travail par ce désir : faire preuve de bon vouloir, et exprimer avec loyauté une opinion consciencieuse. Cela dit, nous nous reposons tranquillement, avec la satisfaction que procure le sentiment d'un devoir accompli. *Fais ce que dois, advienne que pourra.*

Au moment de déposer mon travail, je viens de lire la discussion très-importante et tout-à-fait inattendue, que M. le Professeur Trousseau a soulevée ces jours-ci au sujet de la congestion. On sait quelle influence décisive j'accorde à l'élément sanguin dans la production de l'angine. En conséquence, je ne puis passer sous silence les assertions du brillant académicien.

Or, voici l'opinion toute nouvelle de M. Trousseau : Depuis longues années ses confrères et lui-même avaient été trop enclins à considérer comme résultats d'un effort congestif vers l'encéphale beaucoup de phénomènes morbides, qu'il faut en définitive rapporter à la névrose, sous le titre : épilepsie. Et une série non interrompue d'observations très attentives, faites depuis quinze à vingt ans, lui a démontré que la congestion est rare, beaucoup plus rare qu'on ne le croyait ; et qu'elle pourrait presque être rayée du cadre nosologique.

Avec le profond respect que j'éprouve pour une autorité si souvent invoquée, et à laquelle la science doit tant de magnifiques conceptions, je m'empresse de déclarer qu'il m'est impossible de me rallier à ces conclusions, que je trouve par trop radicales.

Sans aucun doute, les deux affections ont pu fréquemment être confondues ; mais il ne s'ensuit pas que l'une doive cesser d'exister parce qu'elle a quelques traits de ressemblance avec l'autre. Si, d'un côté, il y aurait absurdité à nier la névrose, en tant que maladie essentielle, franche, pure, vivant *suâpte vitâ*, en dehors de toute pression sanguine ; d'un autre côté, la congestion, sagement entendue (hyperémie, état érectile du cerveau, selon la définition de M. Bouillaud), ne saurait perdre ses droits. Et, pour ma part, je maintiens qu'en une foule d'occasions, son rôle est de la dernière évidence. Un de nos plus éminents aliénistes, M. le docteur Parchappe, en a constaté la présence, pièces anatomiques en main, quarante fois sur quatre-vingt-six cas de paralysie générale. D'autres médecins spécialistes ne sont pas moins explicites. Ainsi, M. Baillarger (séance académique du 29 Janvier), dans une dissertation précise, nette et tout-à fait magistrale, a démontré, à l'aide de documents empruntés à l'histoire de la paralysie générale, non-seulement l'existence très-fréquente de la congestion cérébrale, mais encore son aptitude à engendrer un ensemble de symptômes, qu'il désigne, avec Bayle et M. Brière de Boismont, sous le nom d'attaques congestives épileptiformes. M. Billod, d'Angers, est du même avis. Dans l'excellente note par lui adressée à l'Académie, après avoir fait la part légitime de l'épilepsie idiopathique, il accuse la poussée sanguine d'être la cause de cet état complexe, qu'il nomme épilepsie symptomatique d'une congestion cérébrale ; et il est tout disposé à attribuer l'explosion des signes convulsifs à la compression, en quelque sorte mécanique, que subit le cerveau rendu turgescent par le fait de la congestion. M. Moreau (de Tours) résume son appréciation de la manière suivante : 1° les attaques apoplectiformes de nature purement congestive sont plus fréquentes que la communication de M. Trousseau ne tendrait à le faire supposer ; 2° contrairement à ce qui a été dit, de véritables attaques congestives sont prises très-souvent pour des attaques d'épilepsie. MM. les docteurs Herpin (de Genève) et Marcé inscrivent des idées à peu-près identiques. Et ce sont bien aussi les convictions de MM. Durand-Fardel, Beau, Girard de Cailleux et Falret, docte aréopage très-compétent en pareille matière, qui sont venus déposer en faveur de la congestion ; apportant, les uns, le tribut d'une longue et fertile expérience, les autres, des aperçus pleins d'une parfaite lucidité. Tous, sans exceptions, l'admettent ; de temps en temps comme cause, de temps en temps comme effet; mais, puisque personne n'a jamais songé à contester son existence comme effet ; il ne s'agissait que de prouver sa virtualité propre ; et, sous ce rapport, il me semble que la question se trouve aujourd'hui ramenée à l'état de la plus élémentaire simplicité ; et que les parties belligérantes sont bien près de tomber d'accord. Enfin, M. Trousseau lui-même, développant de nouveau dans sa dernière replique et résumant catégoriquement sa pensée, se montre, à l'égard de l'effort sanguin, un peu moins inexorable que le commencement des débats ne paraissait le faire présager.

Somme toute, de ce faisceau de témoignages authentiques éclatants, irrécusables, il résulte que la congestion reste toujours debout et parfaitement vivace, pourvu qu'elle ne sorte plus de ses domaines, et qu'elle n'aille plus envahir le terrain qui appartient bien réellement à l'épilepsie. Elle donne naissance de temps en temps à des accidents convulsifs, c'est un fait généralement admis. Et, en vérité, je ne vois rien à changer à mes précédentes propositions au sujet de la cause, tantôt foudroyante, tantôt provisoirement taquine, du paroxysme angineux: surtout si vous tenez compte (chose importante) de la prédisposition inhérente à chacun de nous : mystérieuse peut-être jusqu'à présent, mais qui, en définitive, se révèle, incontestable et incontestée, dans la plupart des actes normaux ou anormaux du système nerveux, et les entraîne, selon ses préférences, vers telles ou telles manifestations.

BIBLIOTHÈQUE IMPÉRIALE IMPR.

TABLE DES MATIÈRES.

TRAITEMENT.

BIBLIOTHÈQUE IMPÉRIALE IMPR.

122

www.ingramcontent.com/pod-product-compliance
Ingram Content Group UK Ltd.
Pitfield, Milton Keynes, MK11 3LW, UK
UKHW020938180726
13838UKWH00003B/1013

9 782329 116495